U0012909

# 正當冰淇淋

進擊吧，
真材實料的味覺教育！
揭露成分表的祕密，遠離添加物！

作者——李孟龍（怪酥酥）

（以下謹依到稿順序刊登）

我曾經以為自己在推廣無添加物飲食的路途是孤獨的，當我看到《正當冰淇淋》這本書時，發現作者以平實易懂的文字，談論現今飲食最沉重的課題，非常振奮我心，原來社會上有一群人，也正朝著飲食無添加物的方向努力。

近年食安意識抬頭，但是添加物四伏的危機並沒有解除，唯有真正認識食物裡的黑暗陷阱，才能尋回那最純粹、最安全的飲食風貌，猶如我推廣老台菜，復刻傳統老滋味，完全不使用添加物，連味精都沒有，卻不失飲食的風味，這樣的憧憬在現代社會依然可以做到。

《正當冰淇淋》是一本難得的好書，希望透過書中的描述，讓更多人為自己的飲食把關。

——黃婉玲／黃婉玲台菜教室創辦人、美食作家

看完這本《正當冰淇淋》，又笑、又哭，像是跟著怪酥酥重新創業了一遍。

「創立正當冰的一切契機，氣不過。」

「成立鮮乳坊的原因，看不下去！」

我們相同的地方，大概就是都是憤青吧！

走上了這條想改變社會的路，特別有感；對於「理想」太過偏執的人，很孤單。

但我運氣很好，因為遇見怪酥酥，所以並不孤單。

還記得鮮乳坊一開始能在花蓮出現，就是從正當冰開始，好幾次捍衛食品價值的奮鬥過程中，都有這位戰友。有一次在網路上被論戰為什麼鮮乳坊的鮮乳比較貴？跳出來把好的食物成本拆解並讓大家理解的，是怪酥酥。

我經常和夥伴說，鮮乳坊是一個社會實驗，想看看有沒有可能用我們覺得對的方式來經營團隊、經營產品，不被社會主流的資本主義牽著走。正當冰也在進行這樣的勇敢嘗試，這個過程需要大家共同的參與，才有機會繼續延續下去。

對理想真正偏執的人，是令人尊敬的。

謝謝怪酥酥，謝謝捷妮，讓我們更有信心，成為一個更好的社會。

——龔建嘉獸醫師／鮮乳坊創辦人

曾有位生病的客人告訴我，她最怕別人對她選擇乾淨、安全的食材時，不以為然的評論：「這麼怕又挑剔，怎麼還會生病？」

所以我們都需要讀這本《正當冰淇淋》！不止更了解食物的產業鏈，更能全面性的拿出相關的資料、數據與科學論述和分析，試著改變大家因為輕忽或無知，而讓自己或親愛的家人置於險境！

——劉昭儀／「我愛你學田市集」負責人

希望所有關心食安的朋友，都能從本書感受到決戰化學添加物大魔王，那種酣暢淋漓的戰鬥感。關心友善環境，你需要左手持科學巨劍，右手握理念法杖。需要讓好農夫的產品出線，讓好消費者的聲音被聽見。這很難嗎？相信我，這非常難。我會替怪酥酥加油。因為我們走在對消費者最好的路上。

——曾逸峰／無毒農創辦人

同樣是素人創業及小型食品生產者，我完全理解怪酥酥對化學食品添加物的看法。唯有消費者的消費行為改變，才能督促廠商生產出更安全的好食品。

請仔細閱讀本書，養成看成分標示的習慣，並觀察身體對食用化學添加物後的反應，相信我，將來你一定會自動避開有一長串化學成分的「食品」。

——鍾憶明／如實製粉創辦人、《米穀粉的無麩質烘焙料理教科書》作者

認識怪酥酥時唯一的印象，就是他無時無刻都充滿戲劇性。他帶著的各種中二的想法，

讓你懷疑這個人是不是有病？

認識快八年後發現他一點也不改，就算被罵、經歷各種風波也不為所動，依然堅持著中二的夢想與世界猛獸對著幹。

但也就是這樣不顧一切的天真（他四十歲了……），看著這本書，我竟然笑著笑著，默默地帶著許多淚水。

想想，或許是這些中二無釐頭的應對姿態，才能讓他在夢想的路上不被無情的現實打倒，也才能武裝自己千瘡百孔的傷口。

因為看見這些故事背後的能量，讓我不自覺地想用盡所有力氣支持他！！！

我在這本書裡看見了一位中二的大叔，堅持用行動對抗世界的種種不合理。

——潘信安／紀錄片導演

收到推薦文邀請時，想過要不要用修飾一點的方式寫，但想想是正當冰的書，那也應該追求「無添加」比較符合他們的風格（事實上是怪酥的個人風格，捷妮並沒有）。

從怪酥酥剛創業追蹤正當冰到成為正當冰生意上的夥伴，除了冰好吃以外，幹文也很好看，貓救得多爭議也頗多。許多人對怪酥的風格強烈褒貶不一，正當冰用實踐和幹文倡議這件事，就和怪酥浪蕩外貌一樣很適合他來駕馭，身為夥伴，常常覺得他的冰是用捷妮的冷汗做成的吧？但我依然覺得，當代需要一個總覺得某些事需要他守護的關雲長，他生來不是討喜的（雖然也不需要討罵），就算怪酥說某些話就像狗吠火車，但在這個添加物多的世界裡，想起這世上有隻像樣的瘋狗，就會希望正當冰可以長長久久！

——陳頌欣／勇氣雜貨商行老闆

食品安全是我們生活周遭時常發生的問題，因此我成立食話食說的目的很簡單：「希望能讓大家用最輕鬆的方式，獲得食品相關的資訊及知識。」

怪酥酥為什麼堅持使用天然的原型食材？書裡提出了許多對現代食物的質疑與問題點，甚至讓身為食品人的我在書裡許多地方駐足思考了一番到底什麼是對的？什麼是錯的？

或許對錯沒有絕對的答案，但俗話說「民以食為天」，既然吃東西是每天必做的事，那你更該在書裡好好思考一下，何謂「正當」，對吧？

——駱建台／「食話食說 Foodtalkingtw」創辦人兼執行長

推薦序

# 正當冰與五味屋的洛神相遇

文／顧瑜君（豐田五味屋創辦人）

孟龍要出書了，藉此回顧與孟龍這些年的往事，做為對新書的祝福與對未來的期待。

認識孟龍是在二〇一六年東華同學舉辦的 TED Talk 會場，孟龍談正當冰，我分享五味屋，雖然聽了他的創業理念與實踐精神，對他那副怪酥酥的模樣與風格印象深刻，但也僅止於「要找機會去吃冰」，卻因忙碌而未付諸行動。

二〇一九年文化部青年村落文化行動計畫，我意外成為李孟龍青村計畫的陪伴業師，正式深刻參與了孟龍的「味覺教育」，真正了解到他究竟在「賣」什麼。

這哪裡是冰品啊！他正在革命啊。

真正了解孟龍的夢想後，我動了想參與的念頭，展開了與正當冰的合作，除了請他來為村莊的孩子上課，也請他研發五味屋孩子們自己種植、採收、冰糖蜜製的洛神花，為五味屋製作洛神花冰淇淋，成為二〇二〇年五味屋的兒童節禮物。

還記得當我們提出可用孩子們自己醃製的蜜洛神做冰淇淋時，清楚告知孟龍，因為不是專業製作，糖的比例很隨興，而且每罐都不太一樣，可能會造成製作上的難題，沒想到並不把成本或人力當作優先的他毫不在意，慷慨答應且用很優惠的方式為五味屋製作。果然，研發中出現了很大的挑戰，但製作五味洛神冰的過程，卻也成了我真正理解孟龍與正當冰的時刻。

原來我以為的「難」根本不是難，是很~難！孟龍卻把吃苦當吃補的風格展現得一覽無遺，沒在怕啊，就是關關難、關關過，把五味屋不專業製作的蜜洛神化腐朽為神奇的成為好吃的洛神花冰淇淋，顏色美、口感佳。

如同孟龍在夜市起家，燒光了資金準備決一死戰、逆勢操作「漲價」的奇妙逆轉事業與人生，相信他繼續下去的不只是賣冰，將為台灣的味覺教育帶來逆轉與令人驚訝的改變。

# 前言

我不是一個食品系、營養系、化學系等相關科系畢業的專業人才。

我也不會否認，某些食品添加物的使用，是基於安全（例如亞硝酸鹽）、標準化等，即便存有風險，但不用或許風險更大，是一種必要之惡。

我的立場，一直以來也並不是反對一切添加物。

大眾能隨著時代的進展，愈來愈熟悉智慧型手機；學會看Netflix和Disney+、使用智慧型電視、學會行動支付，那麼在食品工業化已經數百年的歷史裡，我們是不是也能試著學會看成分表？理解一下這些與我們身體切身相關、「工業食品」方面的演化呢？

除了那些相對必須的添加物，我想用一本書的時間指出，有許許多多添加物的使用場景，其實完全不必要。

在那之中，我們看不見任何對健康風險的規避，對營養、衛生、安全或品質的追求，僅僅只是為了營造更能刺激消費的外觀、為了取代天然食材，為了大幅減低成本。

在那之中，你看不到一點思維，哪怕只有一點也好，是為了讓消費者更健康、讓社會的醫療支出更健全。

這些觀點，我一直都很想說，但忐忑不安於「說了會有人聽嗎」。

二〇一一年由於發生了一些有點靈異的遭遇（未來若有機會再詳述），讓我重新審視了自己的人生追求。

名片上的職稱、年薪的數字，幾天內都失去了意義，我頓失目標。

剛好也在那時，台灣某位居龍頭的食品大財團爆發了塑化劑的食安風暴。

看著高階主管受訪時的雲淡風輕、消費者退費時的百般刁難、後續買一送一的搶購盛況……我突然意識到，在台灣——在這個幾乎讓人感受不到消費者意識、似乎已經失去公平正義的社會裡——似乎仍有可以努力的事情。

因為該事件，我努力爬梳資料與論文、歐美關於消費者權益與兒童醫學ＮＧＯ組織的說法與論證研究。

這些研究太令人訝異了，當時的我根本無法接受。

但我不禁思索，如果那些報告都是真的……

難道台灣人、全世界的消費者，一直都活在巨大的謊言之中？

難道基於商業利益，食品工業竟可以毫不猶豫地蒙騙消費者？且其時間跨度不是五年、十年，而是以數百年計？

我開始懷疑，為什麼過動、過敏、自閉、青年罹癌……這些我小時候幾乎聞所未聞的狀況，如今彷彿能夠隨意發生在你我身邊。難道真的只是因為病症的定義方式改變了？只是因為生活周遭的汙染物增加了？

如果環保意識一直抬頭，我們生活的環境不是應該愈來愈乾淨嗎？

假如添加物是一個巨大的謊言，那麼，不斷鼓動人性貪婪的資本主義，其實是逼迫我們「習慣貪婪、放下良知」的進程。

如果添加物都有各種風險，那也證明了只要把危害（病症）推遲十年、二十年，所有人都會因此麻木，一邊為某些醫學專家直接定義成「毒物」的鮮豔色彩細心拍照，一邊感受著小小的確幸，接著再把它們放進嘴裡，成就「美好的一天」。

想想，這場景多麼諷刺，又多麼令人「笑著笑著就哭了」？

為了心中一天天膨脹的不安，我不得不做點什麼。

我創立了正當冰。販賣的所有冰淇淋和甜點都只使用奶油、蜂蜜、麵粉、雞蛋這類「原本就是食物」的食材。絕不從化工來、不從「廢棄物」來，只從土地來。

我原本也對於那些網路上搜尋來的、針對化工食品添加物的質疑半信半疑。

但生意做愈久，卻發現了愈來愈多例子，聽到了愈來愈多故事。

後來在我創辦的味覺教育課上，那些本來只是讀過但沒見過的香精致敏例證，也一次又一次在我眼前展現。

「欸，好像真的愈來愈不對勁了。」

「難道我們真的活在食物的『楚門世界』？」

那之後，我開始告訴每一位上門的顧客，正當冰賣的不是商品，是教材。

我想證明，不用任何化工添加物將導致成本大幅墊高，辛苦與低利都將無可避免。時代的演變（物價、人力等）會讓古早年代唾手可得的天然食物漸漸變得高不可攀。但是或許……只要夠刻苦、夠努力，我還是能做成這門生意，可以活下來、可以小小獲利、可以成為其他同樣不想服膺化工的創業者，一個能夠模仿的方向。

幸好，創業的過程中我驚喜地發現，只用天然食材製作出來的食物不但不難吃，反而是能讓人感動的美味。原來大自然孕育的、有生命的食材，就蘊含了豐富的滋味變化。

化工從來不是為了美味。

大多數情況下，化工只是一種瘋狂壓低成本的工具，而且被減低的成本其實並沒有消失，只不過是轉化成隱性的健康成本，外部化在健保、在你每個月支出的健保費，以及你的健康風險中。

是你的生命力、一個國家的生命力，支付了這份成本。

創業十年來，無愧於心、每晚好眠，當然也獲得了滿坑滿谷我稱為「冰友」的主顧客鐵桿支持。

如果擋人財路如殺人父母，算算我ＰＯ在粉絲團揭露添加物的文章，千杯千杯再千杯地估計，應該也有三卡車父母了。

這類文章的底下經常充斥著抹黑攻擊，雖然讓人難過，我還是只能堅持勇敢。

身處資訊如此爆炸的時代，每天有處理不完的訊息，誰有辦法針對成分表內每一種添加物，去全球最大的醫學論文資料庫PubMed一篇一篇看論文？

今日，專業的抹黑組織如同無限手套，深受各方愛用。三人成虎百人成唬，別說隱匿、汙名正確資訊，要毀滅一個人也不過一彈指，灰飛煙滅。

即便我信奉真理愈辯愈明，也希望討論或筆戰之中，能讓更多消費者看見「事情不是表面上的一切美好」。

然而，在一次次的發文、筆戰、強調正確觀念、再筆戰的循環中，我也累了。

隨著品牌發展，正當冰要養的員工雖不多也有十來個。

當員工的生計成了我的責任，我逐漸變得投鼠忌器，不敢大肆抨擊這可悲的時代，或是隨便伸手拉扯別人的遮羞布。

當許多不明就裡、從不曾走進正當冰的消費者，被那些帶有敵意的言論影響而有了成見，就再也不可能正視「人們每天都在低量服毒」的事實——我再沒有機會讓他們理解我所發現的。

因此，我動念寫書，希望更系統地講述我在食品業裡看見的脈絡與事實，以及為何我下定決心奉獻自己這一生與「食品化工化」戰鬥到底。

或許要到人生燃燒成灰的那天，我才會認清自己這一生只是狗吠火車，根本無法停下這隆隆前進的剷削列車。

然而，對於人生目標是「在任何一天死去都不會有遺憾」的我，只有提起長槍往風車衝去的選項。

在書中，我會穿插講述比較硬的內容與創立品牌的小故事。這是一本「為什麼選擇天然」的說明書，也是「如果我也想創一個不化工的生意，該怎麼做」的創業書。

一直感謝這感謝那雖然很老套，但發自由衷時不說會內傷。

感謝每一個吃過正當冰的人、為我的文章按過讚的人、一起催生出這本書的人，以及買下這本書的你。

一直都不大管我的老婆捷妮，支持我做任何我想做的事。

正當冰創業以來所有的員工。

謝謝雖然成長階段不太管我，但在人生轉捩點上拉我一把的爸爸。

從小就教我有些食物很可怕、已經回山東賣鴨蛋的超合金軍魂爺爺。

以及生我養我育我，從小煮三餐和宵夜，讓我如今有副不過敏不過動好身體的兩位阿嬤。

也要特別感謝追殺力道恰到好處，勇於催稿的編輯詠瑜。

謝謝你們讓我在這條狹窄黑暗的路上不孤單，也謝謝你讓正當冰這個奇怪的品牌與我這個奇怪叔叔可以存活。

謝謝。

準備好踏入楚門世界的攝影棚了嗎？

# 目次

*Contents*

# 真心虧大冒險

創業以後，大家都叫我怪酥酥。

主要是因為打從一開始「做生意」，我就沒有把這件事當作「做生意」。

二〇一一年某天，新聞播放了某家食品大財團總經理受訪的畫面。該財團富可敵國，卻剛剛出了大包，旗下眾多食品都使用內含塑化劑的起雲劑。

哪知財團卻站上受害者的位置，宣稱自己同樣上了供應商的當。

媒體前說有疑慮的消費者可以來退款，事後卻被爆出退款時處處刁難。

最終雖然遭到消費者集體訴訟並敗訴，結局卻是消費者平均獲得九塊錢賠償金。

塑化劑本來是使用於塑膠加工、水泥、黏膠等工業用途的添加劑，主要用來增加材料的柔軟性。

此次事件涉及多種塑化劑原料，皆為鄰苯二甲酸酯家族（Phthalates，PAEs），在動物實驗中有胎兒畸形、肝毒性、女性性早熟、男性生殖器畸形變短的報告。

那陣子有個玩笑話說，要不是發生過這件事，每年的全球器官長度排名，台灣恐怕可以超英趕美。

畫面中受訪的總經理，讓眾多消費者蒙受巨大健康風險的主角，雲淡風輕地說：「廠商都在做價格競爭，消費者想撿便宜，我不認為食安會有進步。」

他的話深深重擊了我。

這如同強暴犯西裝革履地說：「只要女孩子都穿短裙出門，我不認為性侵案件會減少。」也如同小智受訪時說：「只要到常磐森林的交通沒有改善，我不認為比雕棄養的問題會根除。」

這段往事，可說是我創立正當冰的一切契機，也可簡化成三個字，氣不過。

後續，該財團把出事的同項產品，侮辱性地舉辦買一送一活動，造成了大搶購：一眾消費者趨之若鶩的排隊接受侮辱，好像完美說明了總經理那段經典名言真實不虛。

我意識到，如果不讓消費者的食安意識抬頭、如果不揭示那些隱性風險，「一邊慢慢毒死你，一邊取笑你謝主隆恩搶購模樣」這齣可笑又虐心的戲碼將不斷上演。

脆弱的玻璃心如我，真的經不起再一次看見新聞畫面裡那些足以當我父母、爺爺奶奶的民眾，因為資訊不對等，歡天喜地爭先恐後排著隊，受訪時喜孜孜回答：「我覺得買一送一很有誠意啊。」

台灣已經是一個極度右傾的社會了，讓這個社會中絕對的既得利益者把我們這樣踩在腳下，這口氣我吞不下。

那年，我三十二歲。

我下定決心拿出了畢生積蓄——很好笑的六十萬——決定來一場「真心虧大冒險」，開賣純天然的冰。一球成本明明三十幾塊，但我賣二十塊。打算把六十萬虧完再回職場，就當作對這位總經理的一場抗議。爽就好。

創立正當冰以前，我一直都在銀行界的資訊部門工作。

我當過職訓局講師、主持過大大小小的資訊研討會、建置過許許多多的全國性系統與網站（很多大家可能都用過）、協助過幾家銀行做資訊轉型。

離職那天，主管問我：「那你未來有什麼打算？」

「做生意吧。」

「店開幕時記得通知一聲喔！」主管說。

「有機會吧，或許你會在某個夜市聽見我的叫賣聲。」我笑了笑，把雜物箱端上手。

幾天後，我在花蓮自強夜市租了一個六千元的攤位，是一個攤位再切一半分租給兩個人那種。

擺上一個簡陋的冰箱，去廣告社切一片一百五十乘以一百五十公分的塑膠板，自己大圖輸出塑膠膜，再自己學著貼了一個破破爛爛的小招牌。

二〇一二年六月十三日，我三十二歲生日，一個全世界最簡陋破爛的「正當冰」創立了。

擺了幾天攤後，我深深後悔。

以前上課一開口，所有學員鴉雀無聲，現在喊得聲嘶力竭也沒人理。

以前上班滑鼠點一點日薪好幾千，現在搬東搬西站一整晚，營業額幾百塊。

以前走到哪人家都是經理、老師的叫，現在整個夜市人龍走過，幾乎不會看你一眼。這些落差若非真正體會過，難以想像。

當時的我的世界裡，二十四小時都有枯黃的落葉飄落，我也常在睡前偷偷掉下幾滴眼淚。

做這種賣一球虧一球的生意、根本沒有賺錢的擺攤，我一點也不在乎自己的小攤會不會倒。事實上，我心中一直有個小小的聲音，每天拚命乞求著：「快點把六十萬虧光吧，快回到過去的生活……夜市很危險……快回火星……快回辦公室吧……」

我創立了粉絲團。

反正沒在怕倒閉，甚至注定得倒閉——你知道的，nothing to lose——也就沒有什麼害怕的。當時種種關於食安、時政、食品界奇奇怪怪的亂象，無一不成為我批評的對象。

種種不合理的經營方式，很狂，也很怪。漸漸的，比較熟的冰友開始叫我怪酥酥。

你好，我叫怪酥酥。我最近意識到要找回初心的方式，就是找回初音。（被毆）不是、是要找回初創業時的生活、找回當年的心情與當年的白目。

創立正當冰那一天是我三十二歲的生日。
那天起，西裝筆挺主持會議的我就成了前世。
那天起，我不再是老師或講師、不再是專案經理，手上總有著幾千萬的專案。
我只有一台一萬六千元的冰箱，以及一冰箱我親手做的、對這個社會的心意。

告訴你這個奇怪的生意與奇怪的叔叔後來怎麼了之前，讓我們先來看看你每天都在吃的東西吧。

# 香料、香精傻傻分不清

「哇！這金萱茶超好喝的。為什麼我們上次在南投買的金萱，沒有這麼濃的奶香味？」應該很多人都有這樣的經驗吧？為什麼你也吃過芭樂，也吃過草莓，也泡過金萱。但外面買的草莓奶茶就是「那麼草莓」，你泡的金萱就是輸給巷口飲料店？

因為有一種東西，叫做香精。

試著在各大網拍搜尋看看，你會發現香精的品項與種類，遠比你想像的多得多。即便是因為病蟲害，台灣已經禁止進口十六年的山竹、紅毛丹這些稀有水果的香味，依舊找得到。

即便是帝王蟹、牛菲力、羊肉這類鹹食主原料，也都有對應的香精。你以為素羊排裡的羊羶味是怎麼來的？

捧起一串葡萄大吸一把！你在鼻腔中捕捉到的東西，和葡萄香精的香味分子，其實在化學上並無二致，都是鄰胺苯甲酸甲酯。（如下圖）

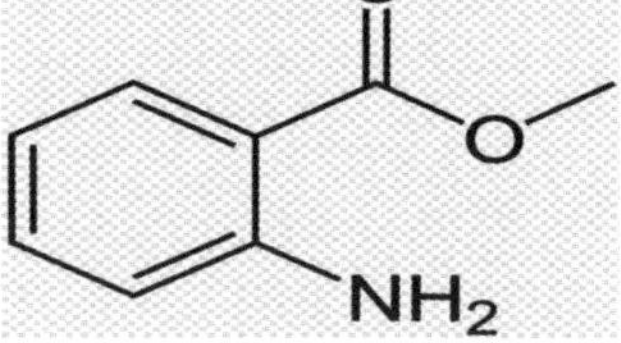


沒關係，我也看不懂。

總之，不管從化學家眼裡看來，或從食品工業家（我不確定有沒有這種專家）眼裡看來，它們都一模一樣。

如果可以用更簡單便宜的方式取得同樣的香味，為什麼不？

但，真的一樣嗎？

即便是同樣的分子結構，也有順式與反式結構的分別。例如目前食品工業廣泛使用的$\beta$胡蘿蔔素，天然為順式，人工卻只能合成出反式。

即便現今的醫學還無法解釋，你的味覺也無法分辨，但人體就是分得出來。

更不用說，化工的合成從來就不是乾淨俐落地只生成我們需要的物質，經常會有殘留、雜質、生成新的有害物質。

在正當冰營運的歷程裡，這類例子比比皆是。

「你說真的還假的啦？一吃到香精就起疹子？」我好奇詢問。

「真的啊，從小到大，屢試不爽。聽說你們家絕對不用香精色素，我就專程跑來了。」

一位白淨清秀的女客人站在攤位前。

「不是不用香精色素，是所有化工原料都不用。」我充滿自信的挖了一球香草，小心翼翼放在米餅做的脆筒上，遞給對方。

她吃了一口。

「好吃！果然沒起疹子！」她高興地說。

「這麼快就能知道嗎？」我問。

「有時候光是聞到就開始癢了。」她回答。

我一直以為這只是極少數人的敏感體質。

隨著正當冰服務過的客人愈來愈多才發現，原來這類人不在少數！

每個人的症狀都略有不同，有的起疹子，有的眼睛紅腫，有的會有噁心想嘔的感覺。

所有症狀都真真實實，當場就能試出來。

創立正當冰前，我向朋友提到了「阻止世界上的食物繼續化工化，讓孩子遠離風險」的願景。車友杰哥（對，我年輕時是個飄撇的「種雞」少年仔）和我分享了他的親身故事。

杰哥原本任職於某食品集團的實驗室，相較於另一家風評較好食品集團的食安實驗室負責把關原物料，他任職的實驗室呢，工作內容更偏向「如何能讓泡麵肉燥包裡放的肉更少，甚至不放」。

憑藉著他的努力，該食品集團的肉燥麵基本上已接近素食可用，整包肉燥油包裡找不到一點肉，甚至連豬油都有一半被其他更便宜糟糕的油取代。

後來因為某些原因，杰哥離職了，他想起自己的專長——使用添加物取代天然食材，也深知食品集團靠此多榨出了幾億幾億的利潤，便想靠著老本行海削一票！

他開起了飲料小餐車，賣一種超級大杯的飲料。靠著自己本來就熟悉的香精，做出了一杯杯價廉味濃的茶飲。

「我可是都有用真茶葉的喔我跟你說。」杰哥叼著菸，一副良心尚在的模樣。

「那就有茶葉了，幹嘛用香精？」當時對產業型態仍一知半解的我問。

「越南茶啊！我看你完全不懂耶。」他壞壞地衝著我笑。

「越南茶怎麼了嗎？」我好奇地探詢行業祕辛。

「哎呀，越南人就不太會種啊，和台灣那種養孩子似的精緻種法不一樣，越南茶本身沒什麼茶味的。」杰哥深吸一口菸，娓娓道來：「你不知道啊？台灣法規有規定，色素不能放進茶飲類，所以要賺錢就要買越南茶，很便宜，一斤才一百塊上下，台灣茶都上千去了。」

「那一斤可以泡多少？」我鍥而不捨。

「五十公升的大鍋看過沒？一斤可以泡一鍋，主要就是上個色嘛，淡點無所謂了，剩下就是靠香精。」

「五、五十公升？那不就是五萬ＣＣ？假如一杯五百ＣＣ的賣二十五塊，一百杯就兩千五百塊了捏？然後茶葉的成本才一百塊？」我發出驚呼。

「揹！瓦斯香精人工不用錢喔？」杰哥啐了一口，明確表示跟我這種沒做過生意的人講生意無異對唐牛談蔡琴。

「蛤？香精很貴嗎？」在我的觀念裡，這種感覺和濃縮精油似的東西一定不便宜。

「商用的一公升大概千元上下吧。」

「可以用多久？」我又問。

「不知道呀，」杰哥聳聳肩，「賣了快一年了，每天賣兩三桶，還用不到半瓶，後面也用不到了，你要不要？」

「蛤～～!?我這輩子大概都不會用到香精吧。」我笑答，「但等等，為什麼後面用不到了？你攤車要收掉啦？為什麼？不好賺嗎？」

「好賺。比我以前上班還好賺好多哩。」

「那幹嘛收？」

「我女兒異位性皮膚炎，只要我沒擺攤沒煮茶就好轉，哪一天煮得多她就嚴重。」杰哥嘆了一口氣，「唉，我覺得怪，試著休息個十天看看。結果我女兒竟然好了！我一路休到現在。我老婆說，如果真的是香精引起，這種生意別再做了。」

又過了幾年以後，我愈來愈覺得化工食品的恐怖，開辦了味覺教育課程，主要教大家如何透過成分表和自己的味覺來分辨與篩選食物，規避有風險的化工食品。

有一堂課我永遠不會忘記，因為有那麼一瞬間，我以為自己將在牢裡度過餘生。

那是某個周六上午，地點在北投正當冰，是某個共學團體預約的課程，大約十幾個四年級到九年級之間的孩子。

課程順利進行，孩子們對於各種添加物的真身大開眼界，嚇得嘴常忘了閉。

直到香精大猜謎。

該遊戲的玩法如下：現場會準備六杯水，大致依照做化工食品的濃度，每杯水滴入一滴香精，再將水派發給孩子，請他們依據聞到的味道，猜測這杯香精在模仿哪種水果。

我經常使用一些市面「基本上全是用香精」的口味，例如水蜜桃、草莓、葡萄、香草、椰子、巧克力當題目，孩子嗅到這些「熟悉」的味道時，往往都是直接「爆料」。然後我就會說：「咦？不覺得很奇怪嗎？為什麼A品牌的水蜜桃水、B品牌的水蜜桃軟糖、C品牌的水蜜桃洗髮精，都是同一種香味呢？」

我希望能讓孩子自己意識到，原來生活中經常接觸到的各種產品，都是用這小小一罐香精做出來的。

很多陪同參與課程的大人同樣無比訝異，原來從小吃的牛奶糖、某些常放在伺服器上的零食，竟然都有香精的加持。

香精大猜謎舉辦了恐怕有三十場以上，場場都讓人意猶未盡。那一天卻讓我深刻意識到，香精有多麼可怕。

課程依照以往進行，香精猜謎也進行到了第三題。突然，其中一個小組爆發了哭聲。

「嗚嗚嗚，老師，好癢，真的好癢，怎麼抓都一直癢。」

哭聲來源是一個高年級的小男生。

我趕忙和老師一同過去關心，只見小男生的眼角已經搔出了血。

課程立刻中斷，我們打開所有能通風的對外窗，帶小男生離開教室並用水龍頭沖洗眼睛。幸好隨著時間過去，小男生漸漸好轉，但也足足痛苦了近一小時。

事後我和老師討論，也和那堂課的助教再三確認。香精滴進水裡的濃度大約千分之一到千分之三，水杯外沒有滴到香精，助教的手也沒有碰到水杯。換言之，小男生絕不可能接觸到高濃度未稀釋的香精。

我們也詢問男孩，拿杯子的時候是不是有潑濺出來，沾到了手，又用手去揉了眼睛？男孩說沒有，因為他早就知道香精很可怕，所以杯子拿到組裡後，他的手都不敢去碰。

「你怎麼知道香精很可怕？」我問。

「我小時候有一次喝了飲料全身發癢，還去醫院打針才好，之後家人就不給我喝飲料了，只能喝水和吃家裡煮的東西。」

從此之後，香精大猜謎這個單元除非老師「注文」，否則不輕易舉辦。

有時候，香精過敏的體質甚至不是天生的。我自己就是一個最好的例子。創辦正當冰以前，我其實和大多數消費者一樣，東西永遠挑便宜大碗的買，也和大多數每天兩點一線的人一樣，上班就犯睏，回到家就累癱，晚上睡不著也睡不好，早上起床又痛苦不堪。每天都走在人生的陰屍路上。

這又有什麼錯呢？人的生存、人類社會的本質，本就是一場資源爭奪戰。能圈到更多資源的人稱為富，眾人羨慕，在如今更是直接對應著社會地位。

每個人都一樣：薪水從沒覺得太多過，手中的資本就是那麼有限，當然希望盡可能換取更多的資源。

直到前面提及的那一場食安風暴發生後，我開始涉獵食品添加物的相關文獻，也開始認認真真思考以下問題：到底該花五十元買一大包充滿風險的「垃圾食品」？還是該花七十元買下看似份量不大，卻真真實實能提供生命能源的食物？

到底哪一種，對你我的身體而言，才是真正的「划算」？「實惠」？

大約從創立正當冰的一年前起（二〇一一），我開始注重自己的飲食內容。雖然十個不認識八個，但上超商買食物時我學著看成分表、盡可能購買原型食物。

我絕對會規避的添加物是色素與香精（成分表上都寫香料），因為這兩樣的文獻最好找，風險也最明確。

維持著這樣的習慣，直到創立正當冰一年以後，也就是二〇一三年，我真實感受到身體發生了變化。

一開始，如果我不小心吃到了香精製品，喉嚨會有一股吞了噁油的不適感，一路喉膩揮之不去。雖然從沒有一次真的嘔出來，但每次想到那強烈的噁心仍然心有餘悸。

後來有幾次在味覺教育課玩香精大猜謎玩嗨了，多加了幾道題目，暴露在香精的空氣中太久，我的皮膚竟然長出了疹子！

雖不到奇癢無比，但也會抓上好幾小時，偶爾甚至到晚上睡覺時還在癢。

但我明明是從來不過敏的體質啊！只要不是上味覺教育課、只要不是因為接觸香精，我從來不會有這種症狀。

有沒有可能是人體在不再攝取化工添加物後，因為自淨的能力，慢慢地將添加物代謝乾淨了，之後又接觸到，因此產生了症狀呢？

另一方面，只要每天不停不停攝取，人體就會因為習慣了而沒有症狀嗎？

人體會自然排斥的物質，究竟是不是好東西？

如果人體不再產生排斥反應，繼續攝取，會在別的看不到的地方產生不好的影響嗎？

「怪酥，你講這些太一廂情願了啦。不能說你碰到會過敏就一定有問題啊，有可能是你剛好有過敏體質，也有可能是你那天剛好吃了其他不新鮮的東西，這樣講不科學啦！」說不定你會想這麼說。

僅憑「感覺對了」當然不夠。

台灣的食品安全衛生管理法屬於正面表列法，「有寫上去的，才能用」，乍看之下非常安全負責，我們都會覺得「能放上去的，一定是政府有委託過，檢查過安全的！」

但是，我沒有看過直接把所有香精可能會使用到的「大類」，直接放進正面表列的。從酯類、醚類、酮類、脂肪酸類、高級脂肪族醇類、高級脂肪族醛類、高級脂肪族碳氫化合物類、硫醇類、硫醚類、酚類、芳香族醇類、芳香族醛類到內酯類，雖然後面有看似負責的「一般認為安全無虞者始准使用」，但，誰來認定安全無虞呢？

是台灣自己認定，還是美國認定，還是遵循歐盟認定，還是挪威或丹麥的認定？

不管是哪個假設，好像都套不上。目前看來，比較像是「廠商認定安全無虞」、「只要不是公認的毒物就行」。

香精致敏，真的只是那些案例中「受害者的集體幻覺」嗎？

以「奶油香」經常使用到的丁二酮為例，已有諸多關於丁二酮會引發閉塞性支氣管炎（Obliterative bronchiolitis）的案例與正式調查。由於最早是爆米花工廠工人經常得到這種病，所以又名「爆米花工人肺病」，是一種因為肺部反覆發炎而導致支氣管阻塞的疾病，症狀包括乾咳、呼吸急促、喘氣有鳴笛聲及疲勞。

又比如溼疹和異位性皮膚炎。

早在一九九二年，R Abifadel 等人就發表了一篇名為〈特應性皮炎對香精和香水的接觸敏感性〉（*Contact sensitivity to flavourings and perfumes in atopic dermatitis*）的論文。該實驗選取了十六位有異位性皮膚炎病史的兒童，與四位無病史的兒童，使用食用香精進行雙盲測試。結果有九名有病史兒童產生了過敏反應。

接著在一九九四年，G Kanny 等人發表了一篇名為〈幼兒對調味劑的過敏引發的皮炎〉（*Allergy and intolerance to flavouring agents in atopic dermatitis in young children*）論文，以十一名五歲以下兒童為對象，使用天然香草與人工香草進行了一項雙盲測試。結果十一個孩子中有九個對人工香草出現了溼疹與其他過敏反應。換回天然香草則一切正常。

香精的族類太多太廣，包含酯、醇、酸、醛、酮、酚、精油、醚等多個大類，食品中營造的風味也通常是多種香精的混合，無法在有限篇幅中一一盡述，但可以確定的是，這些香精能夠引起的超敏反應（Hypersensitivity）離你我並不遙遠。只要細心留意食品中的「香精」兩字，同時觀察食用後的反應，尤其是孩童，真可以說是最容易觀察到的食品添加物危害之一。

另外，香精的製程始終是個謎。

素食界有一句名言說，「如果屠宰場的圍牆是玻璃，沒有人會選擇繼續吃肉。」

這句名言放在食品工業界，相信也一樣。

每天吃了一大堆的色素香精、水解蛋白、各種膠類、纖維素，這些到底是怎麼做的？

為什麼 Discovery 頻道有那麼多走進工廠拍攝生產過程的節目，卻從沒有拍過生產食品添加物的？

為什麼中文維基百科寫到香草香精時，簡簡單單幾筆帶過，完全不提製程。

同樣條目，英文維基百科卻大剌剌告訴你，香草香精的生產來自紙漿廠廢水，甚至時至今日，仍然有十五%的香草香精依舊來自紙漿廢水？

合成香草醛在一九三〇年代變得普及，並開始從製作紙漿產生的廢料中提取木質素，取代了更早以前從蒸餾木材中提取的生產方式。到了一九八一年，加拿大安大略省 Thorold 的一家紙漿和造紙廠供應了全球六十%的合成香蘭素市場。

然而，木漿工業的後續發展降低了以廢料做為香草醛合成原料的誘因。由於環保木料、再生紙的使用等因素，用廢料來合成的成本提高了。

今天，世界上約有十五%香草醛的生產仍來自木質素廢料，其餘八十五%合成是透過兩步法，從石化工業中提取而來。

如果你想親身驗證這種明顯就有問題的添加物，絲毫不難：

第一步，去食品材料行花幾十塊，買一瓶最少量的香精。

第二步，裝一大杯水，滴入一滴就好，模擬你在食物飲料中會攝入的量。

第三步，做一杯，放在空間裡和它相處一整天；做五杯，慢慢邊工作邊把它喝完。

第四步，困倦、搔癢、紅疹、黏膜不適，上述症狀你可能會中一個。如果你都沒有，拿回家，你的家人可能會有人產生反應。

第五步，如果都沒有，恭喜，你體內的化工水平夠高，或許乾淨飲食一陣子再來試試看？

至少對我來說，我已經親眼和親身見證夠多，足以令我因恐懼而遠離了。

當然，有人會說，是不是毒，一切都是量的問題。水喝多了也會中毒呀！

只要有醫學實驗，定義「安全攝入量」，每天不要超量，都很安全。

好喔，那我們就先來看看攝入量的問題，後面再深入解釋醫學實驗與攝入量的制定。

像這樣的商品，台灣的法規說可以怎麼使用呢？

衛福部的檢索頁面中，台灣核准使用的九十種香精受到《食品安全衛生管理法》中的《食品添加物使用範圍及限量暨規格標準》所規範，但九十種香精的使用限量都是「本品可於各類食品中視實際需要適量使用」。

實際需要是健康需要？安全需要？販售需要？保存需要？還是獲利需要？

適量又是〇．一ＣＣ？一ＣＣ？十ＣＣ？還是一百ＣＣ？

法規有說喝多少是安全的嗎？沒有。

那表示可以當水喝囉？顯然也不是。

所以我是喝一罐飲料會產生健康危害，還是五罐？十罐？

這個問題，衛福部任何一個官員，立法院裡任何一位委員，都無法回答。

甚至，在台灣，你想在買食物時避掉香精都十足困難。

《食品添加物使用範圍及限量暨規格標準》之附表一〈食品添加物使用範圍及限量 第（十）類香料〉

因為無論是香精還是肉桂，成分表上可能都寫成「香料」。

只有愛惜健康的我們不斷地呼籲身邊的人重視，這可悲的現況才有可能改善吧？

**【作者按】**文中關於茶飲業界的描述，據我了解並非全然常態，請讀者知悉。

# 我那奇怪的爺爺

大家可能都聽過這種很諷刺的人生情節：成長過程中你最討厭的那個人——可能是動不動發火的爸爸、嘮叨又有被害妄想症的媽媽——隨著年紀漸長，你驚訝地發現，自己竟然嘮叨又有被害妄想症，還很容易發火。

其實我還是有點羨慕的，因為我的成長裡，沒有「爸爸媽媽」這樣的角色。

家庭因素使然，從小我就是隔代教養，被當軍人當到可能連棒柳都會下意識在馬桶裡畫出國徽的爺爺，以及能把《大話西遊》裡的唐三藏也念到去自盡的奶奶扶養長大。

生活裡沒有爸、也沒有媽，幾乎一年見不到一次。跟兩位性格鮮明的老人一起生活，連朋友來家裡都會問：「靠……你日子是怎麼過的啊？」

不食人間煙火的爺爺，從小對我就有一個非常不食人間煙火的教條：不食人間煙火。

「蛤？這是在工ㄙㄨˇ？」你可能已經罵出口了，我不怪你。

爺爺總是這樣對我說：

「不要去買什麼豬血糕啊……爺跟你說，這個殺豬的時候，屠夫拿著刀追著豬，從西貢街一直追牠追到公眾四方街。脖子前面放個血盆，一刀子捅進去，血流進盆裡，尿也一起噴進去了。

「不要去買臭豆腐啊……爺跟你說，你看過醃臭豆腐沒有？那販子，爺親眼見他每天到市場和魚攤收蝦殼、撿地上踩過的爛菜，拿回去往醃豆腐的缸子裡倒。放得夠臭了，就是你吃的臭豆腐。

「那個豬大腸啊……你有沒見過洗的時候，一塊又一塊洗出來的豬糞？爺吃大腸時還吃到過哩～」

爺爺還在中國大陸時當過地方上的教員，基本上任何一種街邊攤販的食物，他都有一種恐怖版本的「製作故事」。那或許是爺爺那年代專屬的經歷，我相信現在這樣的狀況已經很少很少了。

他從來只吃家裡的飯菜，或只吃餐廳的食物，又或者副供站（全聯的前身）裡包裝好的食物，例如泡麵、調理包等。

歷史總是驚人地相似與諷刺。

相似的是，如今的我，竟然也和爺爺一樣，對入口的食物極其挑剔，買東西必定對成分表確認再三。

諷刺的是，曾經爺爺視為安全的包裝食品，如今卻可能是最不安全的食物。

由於每次買外面的食物都被念，我大多只能吃家裡的食物。

奶奶做菜非常非常「驚喜」，烹飪法則相當「一致」，廚房只有醬油和鹽巴，任何食材基本上都只有蒸、煮、煎三種方法。她能毫無困難並嫻熟地把高麗菜與大白菜做出一模一樣的味道，每樣東西都是直接悶煮到爛。實力強勁，道道都是經典黑暗料理。

這還不夠看。

「奶奶，我們家只有三個人，妳為什麼每道菜都煮十人份？然後桌上都是一碗公一碗公的菜？」

「啊就一次煮起來，省瓦斯啊。」奶奶無辜地說。

「一次煮起來再每次開瓦斯熱，沒有比較省吧？」

小時候的我，在餐桌上就能親眼目睹食材的滄海桑田。

我能看見小白菜怎麼從第一天的翠綠色，逐漸成為了無生氣的墨灰色。

我能體會第一天在齒縫間堅忍不拔的紅燒蹄膀，如何在第十天時魂飛魄散，形神俱滅煮到碎。

我能觸摸到第一天柔軟的包子，在第四天變成包子皮上滿是粗糙的結痂，像個打過諾曼第登陸的老兵。

就像「土公仔」。因為見識過各種程度的人，才能對人生有更深的體認。

我就像餐桌上的土公仔，我認識一種食材，不是認識它的風華正茂，而是把它認識得從生到死、從裡到外、從骨骼到肌理。

支持我活下來的，是眷村特有的文化「換菜」，以及除了我奶奶以外，全員都超會煮的鄰居奶奶。

附近的各家奶奶基於對我奶奶廚藝的了解與廚房味道的不妙，出於不忍，經常拿菜過來。

我總是很興奮地接門：「啊！是陳奶奶，陳奶奶好~」

「這是我剛剛炒的蒼蠅頭，有點辣，炒多了幫忙吃點啊。」陳奶奶慈藹地說。

「嗚嗚嗚嗚，謝謝陳奶奶。」心中的我早已跪地謝恩，感激涕零。

「陳奶奶，我奶奶也炒了高麗菜，我也裝一點給妳？」我滿懷感恩的說。

「不不不不用了！（退後），陳奶奶家裡瓦斯好像還沒關（飄遠），我先回去了啊（回音）～」

不知為何，陳奶奶每次拿菜來都急匆匆地趕回去，付出但從不求回報。

「陳奶奶下次再帶東西來給你吃啊，你奶奶炒的菜你們自己留著吃就好了，別亂送人啊。知道嗎？」

陳奶奶的聲音愈來愈遠，言談中還不忘體恤我家的狀況，希望我們菜都留著自己吃。

換菜不時發生，什麼湖南的臘肉、海南島的海南雞、安徽的豆腐乳、河南的燴餅，我從小吃了個遍。

不知為何，每一次換菜，都讓我心中浮現出菩薩救拔地獄眾生的景象。

每一次，我也都會透過舌尖細細品嘗，從此養成了用味蕾萃取每一絲味道的習慣。

這讓十幾歲的我已有所體悟，品嘗食物是一種禪。只有聚精會神，心無雜念，才能解脫生命的苦。也體認到「富過三代才懂吃」是一種吃慣好食材的奢侈。

但如果反向操作，每日黑暗料理中偶爾得到發著光的愛心料理，同樣能夠淬煉出對美食發自生命的渴求。

另一方面，親戚中有不少吃貨，從小帶著我在台南的巷子裡鑽。

我住的小眷村，後來各家奶奶都出來開店，逐漸形成了台南極硬底子也極富盛名的早餐街。豆漿鍋貼八寶粥魚羹麵肉粽菜粽碗粿涼麵燒餅油條大餅蔥肉餅紅豆餅，全都做得赫赫有名又經典道地。

我家巷口屌打，這句話我來說就是超級有說服力。（笑～）

人生裡，你最該做的事、那條真正屬於你的道路，其實就是有那麼一天，你發現自己正在做的，用上了所有你一生中累積下來的知識與技能。

創辦正當冰，就用上了所有我為了求生而鍛鍊出來的味覺。

我會執著的在一克或兩克的調味上反覆實驗幾十次，只為做出最好吃的食物，能夠一絲不苟又嚴絲合縫、務必在食物入口的每一個 moment 都增幅食材的甜美。

好像只有這樣，才對得起每次都光速逃走的陳奶奶。

# 不關心，會造成嚴重的社會問題

要講哪種食品添加物造成了最嚴重的社會問題，我第一個想到的一定是果糖。食品界有一個非常有趣的爭議例子：糖尿病的成因。

全球有三億一千五百萬人罹患糖尿病，台灣兩千三百萬人中，每十個就有一個。美國有三分之一的醫療保險支出花費在糖尿病患者身上，台灣同樣難兄難弟，健保也有三分之一花在糖尿病，或稱為代謝綜合症（肥胖、第二型糖尿病、高血脂、高血壓、心血管疾病、阿茲海默症）的醫療與照護上。

對於糖尿病的成因有兩派主流，姑且稱之為經典派與速食派。這篇講經典派。經典派認為，糖尿病是由過量攝取糖分引起。

美國兒科內分泌學家、加州大學舊金山分校（UCSF）內分泌學系兒科名譽教授拉斯蒂格（Robert Lustig）在他那場大名鼎鼎的演講〈糖：苦澀的真相〉（Sugar: The Bitter Truth）中講過這麼一段話：

「飲料導致肥胖嗎？」這個問題的答案，取決於你問誰。

如果你問來自美國軟性飲料協會的科學家理查．亞當森（Richard Adamson），他會這麼說：「吃糖和肥胖完全沒有關聯。」

但如果你問我的同事大衛．路德維格（Ludwig，內分泌科主治醫師），他會這麼說：「兒童每天多喝一份含糖飲料，BMI增長〇．二四，肥胖機率上升六十%。」

另外，只要是飲料企業贊助的研究做出來的肥胖與糖的關聯程度，總是比獨立研究機構做出的程度更低。

高果糖糖漿是魔鬼，但不僅是因為代謝方式而邪惡，果糖的邪惡源於經濟利益，因為太便宜，果糖無處不在：漢堡麵餅、椒鹽脆餅、燒烤醬、番茄醬……幾乎每一種食品。

一九八二年，我們做了什麼？我們提倡低脂飲食，也成了高碳水飲食。低脂飲食風潮席捲美國與全世界。如果親自下廚，用多少脂肪你說了算，但低脂的加工食品呢？味如嚼蠟，和吃屎沒什麼兩樣。

食品公司明白這一點，怎麼辦才好？他們要賺錢啊！沒有脂肪的食物要怎樣才有吸引力呢？

「糖：苦澀的真相」

加糖。

記得一九九二年誕生的低脂零食品牌 Snackwells 嗎?廣告詞是脂肪少兩克,但(沒告訴你的是)碳水多十三克,其中四克是糖。

這樣就賣得動了。

接下來我會試著把拉斯蒂格教授的觀點用比較簡單的方式整理出來。這也形成了我對於添加物的觀點。基本上,我只買不使用果糖的產品。

果糖到底哪裡不好?

一、**形成糖化終端產物的能力,果糖是葡萄糖的七倍**。

我自己實驗的經驗是,做焦糖時,如果加入一半果糖而不是純蔗糖,會更容易得到金黃色的焦糖,也比較不容易失敗。這種梅納反應同樣發生在你的血管裡,那將形成血管裡的斑塊,也就是心血管疾病的初期症狀。

**二、果糖不能壓制由胃分泌的「飢餓賀爾蒙」（Ghrelin）。**

測試看看吧！餐前先喝一大杯果糖水，你會發現，你的食量幾乎不會受到任何影響。但如果改成葡萄糖水或蔗糖水，你會飽得吃不下一口飯。原因等等會講。

**三、再多果糖也不會刺激胰島素分泌（穩定血糖）。**

分泌胰島素的胰腺$\beta$細胞對果糖沒有受體，所以胰島素不會上升，瘦素賀爾蒙（Leptin，又稱瘦蛋白，可抑制食慾並降低脂肪的儲存）也不會上升，大腦因此無法得知「你剛吃過東西啊」。可以說，果糖能讓人吃個不停，攝取遠遠超過自身需要的碳水。

**四、肝臟代謝果糖的方式很特別。**

解釋這點需要比較人體代謝葡萄糖與果糖的不同。

人體的每個細胞都能燃燒葡萄糖。假設你吃掉兩片吐司——約等於一百大卡的葡萄糖——其中有八十大卡（八十％）會交給所有器官使用，剩餘的二十大卡（二十％）會進入肝臟，經過磷酸化（將一個磷酸基團導入一個有機分子。此作用在生物化學中占有重要地位）後，其中大部分會被肝臟以肝醣的形式儲存起來。

肝醣的儲存量對人體沒有什麼危險，產生病症的通常是「需要時無法釋放」。舉例來說，肝醣存量不足有可能引發血糖降低、疲勞、運動能力降低。

肝醣量過高的話，最極端的例子是肝醣儲積症，常見症狀有顫抖、易怒、發紺、抽搐、呼吸暫停、昏迷、嗜睡、難以喚醒、顫抖、常覺飢餓、生長緩慢、腹圍增大等。最重要的是，這些症狀都來自於「肝醣積存，但無法釋放」，而不是「肝醣積存」本身。

最令人驚訝的是，即便肝醣的囤積甚至有可能讓肝臟腫大到外觀可見，卻不會發生肝衰竭併發症，因為對於肝臟來說，肝醣是無毒的儲存物。

回到正常的代謝例子。

總之，儲存過肝醣後，才會有一小部分葡萄糖生成檸檬酸鹽逃脫。以吐司麵包的例子來說，大約有十大卡會被轉化成VLDL（極小膽固醇）。VLDL會引起動脈粥狀硬化。但請記得，正常人體、不暴飲暴食、大量攝取……大約只有十分之一的葡萄糖最後會變成有害物質。

最後，VLDL將以三酸甘油酯的形式，被送到脂肪細胞中儲存起來。

而這整個過程，由於血糖上升，胰島素也上升，所以大腦會制止你：「夠了夠了！不准再吃了！你想變成海豹嗎？」

接著來看看果糖。

同樣的一百大卡果糖進入你的身體以後，細胞一點也無法燃燒果糖，導致一百大卡的果糖只能全數進入肝臟，全部都交給肝臟處理（想一想這對肝臟的負擔）。

果糖經由Glut5載體進入肝臟，同時過程中不分泌任何胰島素，因為果糖不刺激胰腺。

和葡萄糖一樣，果糖也需要經過磷酸化。大量的果糖、大量的消耗ATP（三磷酸腺苷），人體也大量損失磷酸鹽。

這時候，肝臟裡的清道夫腺苷脫氨酶驚覺大事不妙，開始從其他ATP回收磷酸鹽試圖補充，但這個過程會產生大量的廢棄物，也就是尿酸。

我們都知道尿酸是痛風的主因。

根據二〇一〇年《美國醫學會雜誌》（*JAMA*）的文章，Hyon. K. Choi醫師和波士頓大學的合作團隊蒐集了七萬八千九百零六位女護理師在一九八四年到二〇〇六年的資料，這場可說是非常非常大型的長期研究主要想分析的，就是含糖飲料和痛風之間的關係。

受試者在實驗開始前沒有痛風，但在二十二年研究期間，共有七百七十八位被確診為痛風。

該實驗的結論是：每天喝一杯含糖飲料，痛風機率增加七十四%；每天喝兩杯，痛風機率增加兩百四十%。

此外，尿酸還會產生另一種疾病：高血壓。

尿酸會抑制血管中的一氧化氮合酶，這種酶負責製造一氧化氮——人體內最天然的降血壓物質，一旦無法製造一氧化氮，也就無法降低血壓。

還記得葡萄糖大約只有十%會轉化成脂肪嗎？攝取果糖，至少有三十%會轉變成脂肪。蔗糖則最簡單。蔗糖是雙糖，一半葡萄糖一半果糖，好壞各一半。

簡單總結：

吃葡萄糖，絕大部分供應細胞，極小部分轉成脂肪。

吃果糖，產生大量尿酸、大量脂肪，同時讓你的血糖與血壓都失控，並且帶給肝臟最大的負擔。

更簡單一點的結論是，果糖不但毫無疑問地會誘發肝病、高血壓、痛風、糖尿病，而且這個現在進行式的巨大社會問題奠基在你我的痛苦之上，唯一的好處是廠商的巨大利潤。

因此我總說，化工食品其實是一種階級剝削。八十三頁的〈為什麼你該遠離添加物〉將再深入討論，這裡暫且跳過。

最初，只有運動飲料必定會添加高果糖糖漿。對於剛完成一場劇烈比賽、把肝醣消耗殆盡的運動員來說，高果糖糖漿能夠更快速的補充肝醣。

但現在，幾乎所有的飲料店、包裝飲料、醬料、大量合成肉類都使用高果糖糖漿。沒人說得準，到底「一個正常人的正常飲食」一天得攝取多少果糖。

就如同那些告訴你「只要不過量攝取，就不危害健康」、擁有財團背景的媒體同樣無法告訴你，色素、香精、鹿角菜膠、氫化植物油等等等等，你一天到底會吃掉多少？

為什麼食品生產者如此喜愛使用果糖呢？

答案是價格與甜度。

以台灣零售商店能夠買到的市場行情，以下所提都是零售價，我相信大型食品集團的大量採購，甚至自製自用，價格更便宜得多。

甜度的概念若以蔗糖當作基準。九十克的水溶入十克的糖，在此稱為「甜度十」。若是小時候常看到廣告的那個大品牌，一桶二十五公斤的果糖漿只需要六百元上下，而且一些小工廠的果糖漿還可以更便宜。

雖然價格其實沒有比砂糖便宜多少，甜度卻是蔗糖的一．七倍。換句話說，用量只需要五十八%，就能讓產品維持一樣的甜度。

同樣份量的葡萄糖需要一千八百元，足足三倍價格，甜度卻只有七十四%，用量需要提升一百三十五%。

若以一杯七〇〇CC手搖飲，最常被點的半糖為例，甜度約為二十：

如果使用蔗糖，需要使用二十四克，糖的成本是〇・六七二元。

如果使用葡萄糖，需要使用三十二・四克，糖的成本是二・三三元。

如果使用果糖，需要使用十四克，糖的成本是〇・三三四元。

「咦？〇・六七二與〇・三三四，差三毛錢而已，有差嗎？」你或許會這麼問。

從一杯來看或許沒差，但如果是一萬杯或一百萬杯呢？

如果是每天販售十九億份的品牌可樂、某大集團每年光台灣就賣出八千萬箱的飲料呢？差三毛錢，一年就足足差了六億。

如果身為消費者的我們從來都不知道差異，也不關心，好喝就好，爽！你是食品大廠，會用哪一種糖？

食品使用糖的取向，其實象徵了該社會的消費者對於食物的關心程度。

為什麼我們滿坑滿谷都是高果糖糖漿，為什麼那麼多人糖尿病、高血壓、痛風？果糖相關研究至少已經公開了四十幾年，為什麼我們一直都不知道？

我們關心明星、關心選舉、關心核能發電議題，卻很少關心每天都要放進嘴裡、這部名為「人體」的發電廠，是不是被掉包了黑心燃料。

如果我們依舊不關心，你能否想像未來還有多少文明病帶來的苦痛將侵蝕我們身邊所愛的人，甚至我們自己？

# 當一個不用添加物的小商，好難

冰淇淋究竟是什麼東西？又是怎麼製作出來的？

據說，早在西元三十七年，著名的羅馬暴君尼祿就曾命人取下高山上的冰雪，拌上牛奶與蜂蜜，無意間創作了冰淇淋的祖公。

中國唐代也有類似做法，以碎冰搭配牛奶、羊奶與果汁，製作成名為冰酪的甜點。

十三世紀，大探險家馬可波羅把牛奶結冰的技術傳回了義大利。一五三三年，出嫁到法國的凱瑟琳公主，再次把義大利的技術帶到了法國。

從此，我們才有了義式和法式冰淇淋是正宗的印象。

若用物理角度分析，冰淇淋其實是液體盡可能細小的冷凍結晶。

不管是哪一國的冰淇淋，幾樣主要成分……喔不，該說功能，都不能輕易捨棄。

第一是奶類。

奶類提供蛋白質與細緻的口感。蛋白質能讓冰晶變得細緻易碎，甚至始終保持半固化的狀態。所謂冰淇淋的「綿密」，主要就是蛋白質的功勞。台式冰淇淋會使用樹薯粉調製的稠漿來取代牛奶，做出更黏稠的口感。

但是，奶類也不是愈多愈好。

蛋白質的特性之一是包覆味蕾，讓味覺不那麼敏感。

奶類過多，在正當冰的開發廚房裡有一句很台的術語：「包味」（要用台語講）。有一些味道本身具有銳利的特性，如檸檬、嘉寶果和百香果的酸，蛋白質能讓它們的味道變得平淡些。

點了大辣，吃一口後菊花一緊心中一凜，只有牛奶能救你上面的嘴，就是這個道理。

第二是水分。

水分的比例一定要正確。過多的水分會讓冰淇淋的質地變得粗糙，過少的水分會讓冰淇淋吃起來乾燥、口渴。

水質同樣有講究。水中的礦物質如果不穩定或過多，將難以控制製冰時的結晶速度，造成不一樣的口感。

如果要做講究的冰淇淋，一套專業高價的淨水設備不能省。

第三是糖。

糖除了提供甜味，還能調整結構，調整抗凍性，延緩冰晶形成。所謂的調整抗凍性，舉例來說，巧克力吹吹冷風就硬邦邦，伏特加卻是塞進冷凍庫也不會結凍，兩者的抗凍性完全不同。

如果你做了巧克力與檸檬伏特加這兩種口味的冰淇淋，卻統統放進負十二度的販售用冰箱裡，巧克力口味會硬到挖不動，伏特加口味則會軟得不成形。

正因如此，得利用不同的糖有不同抗凍性的特點，盡可能讓所有口味的冰品能保存在同一個冰箱裡，進而販售。

不同種類的糖能提供不一樣的抗凍性，例如葡萄糖的抗凍性是砂糖的兩倍，甜度卻只有六十%，透過混合多種糖，就能做出想要的甜度與抗凍性。

與此同時，愈甜的冰品愈適合在冷凍櫃裡長期販售，因為不會長冰晶，這也是超市冷凍櫃裡的冰淇淋普遍比店面手工冰淇淋更甜的原因。

然而，略有健康意識的人都知道，糖雖是人體所需，近代飲食中過量的糖也是糖尿病的主因。

正當冰生產冰淇淋時向來優先考慮降低甜度，最先犧牲販售時間。如果丟棄食物會下地獄的話，我可能早已是地獄之王。

第四是奶油。

奶油可以提供香味、滑順、紋理、形體，缺點是「包味」，嚴格來說不是必需品。台式冰淇淋幾乎都無奶油，義式冰淇淋「雪貝」（sorbet）同樣以超低奶油或無奶油來表現水果的酸香。但在台灣，大家小時候吃的幾個老品牌全都是偏油潤的美式冰淇淋，也讓這種超高奶油含量的冰淇淋成了許多人心中對冰淇淋的「唯一」刻板印象。

正當冰有滿多負評都是覺得冰淇淋吃起來「太糙」，其實我們很想說，冤枉ㄚ大人……我們賣的本來就是雪貝啊！

第五是雞蛋。

有了油脂和水，一個沒極性一個有極性，接下來就需要一種東西叫乳化劑，讓油和水可以互融，同時增加綿密度。而這個東西，就是雞蛋。

最後是主原料，也就是主要的味道。

做草莓口味就要放草莓，做百香果口味就要放百香果，使用天然水果除了會受產季影響，無法做到夏天出草莓冬天出芒果，也深受每一批水果的品質影響。

以正當冰為例，不管是芒果、百香果、草莓、芭樂，每一年都要因應當年水果的品質和甜度重新開發。

此外，揀選、洗淨、削皮、芭樂要醃、芒果要去籽、百香果要挖、草莓要去蒂、芋頭要蒸熟還要蜜……

不管哪一種口味，都需要花費大量人力處理。

相信大家也都有概念，從土裡種出來的和用化學合成的，價格往往天差地別。

大量工業化合成，比小農戶種出來的，成本更低。

總之，不管哪一國冰淇淋，義式法式台式，幾個成分的主要「功能」都不能輕易捨棄，成分本人卻可以輕易取代。

換句話說，只要能提供風味、有水分有油脂、能乳化、有甜味、能形成細緻的半固化冰晶，就可以變成「冰淇淋」，縱使裡面半點來自土地的農作物都沒有。

糖的穩定作用，可使用以大量種植的玉米澱粉水解而成的麥芽糖醇來取代；糖的甜味，則用健康風險更高的果糖取代。

玉米澱粉和果糖都遠比蔗糖便宜，不過因為台灣本身就產糖，所以價差不會非常可觀。奶油嘛，可以使用便宜數倍的椰子油，甚至氫化棕櫚油來取代。以正當冰使用的無添加百分之百純奶油為例，一瓶一公升，價格為兩百塊上下。椰子油呢？一公升約八十元。最便宜的氫化棕櫚油一公斤則在五十元以下。

至於一公斤上百元的牛奶與雞蛋所提供的增稠、乳化、安定等作用，則可以使用一公斤二十、三十元的羧甲基纖維素鈉、鹿角菜膠等添加物取代。便宜不說，用量還更省。

當然，以上價格只是一般小商家到食品材料行小量採購時的行情，若是食品集團的大量採購，還能再打個三折。

喔對了，想做什麼口味放什麼材料。

大家以為的常識，在食品界，叫做沒有成本意識。

食品材料行裡可以找到自然界所有農作物的替代香精，甚至光是紅茶，就能細分成阿里山紅茶、阿薩姆紅茶、紅玉紅茶、蜜香紅茶等細項。

至於台灣核准的八種最可怕的化工合成色素，則是所有色素中最便宜、健康風險最高的，也就是最爛卻又應用得最廣。基本上，沒有化工色素調不出來的顏色。

在我最熟知的冰淇淋領域，每一項天然食材被化工取代，就能省下近五到十元的成本。

由最強大的色素香精組合成的「超級化工食物」則可以把成本裡大宗的主原料、大量處理的人力成本，統統省掉。

商場如戰場。每一塊錢的成本增加，都象徵競爭力的衰弱。

食材與人力加總後成本約為五十或六十元的香草冰，賣八十元。

全化工成本不到五元的香草冰，賣五十元。

一般味覺早被化工食物破壞的消費者，根本分辨不出其中的差異。

無論是花費的金額、「感覺划算」的程度，天然食物統統沒有一絲一毫的競爭優勢。

「很好吃貓咪也很可愛，不過太貴了，覺得很不划算。」

「雖然一切的體驗都還不錯，但想到結帳時我們四個人吃了五百多，就覺得不給個負評不行。」

這是正當冰，或說所有堅持天然生產的商家都會面臨的處境。

九十九%的店家都不會選擇天然製程，除了無奈，其實也是市場「優勝劣汰」的結果。

最後的那一%，如果不能獲得消費者的理解與支持，遲早有一天，我們將再也不會知道土地孕育的果物是什麼味道。

曾有大學生做專題時訪問我，最後問道：「如果我們畢業後想創業，也想創一個純天然的品牌，您會怎麼鼓勵畢業生？」

「我根本不會鼓勵你，」我說，「除非你想犧牲你一生所有能過上好日子的機會成本。」

# 正當冰的七段味覺

前面講我的童年、講到做為一個絕不使用添加物的商家經常被消費者誤解或吃不慣時，都提到了一個關鍵字：味覺。

正當冰每一堂味覺教育課尾聲，最關鍵的，就是教大家如何僅憑自己的味覺，分辨天然食物與化工食物。

當然，有些添加物的擬真程度實在太高，僅用舌頭分辨的確困難。但幸運（？）的是，如果能夠辨別幾種關鍵又普遍的添加物，要分辨眼前的食物，甚至是製作者的選材思維，倒是沒有問題。

或許只是一種沒有根據的浪漫：當我們走到戶外，放眼這美麗世界，肅穆的森林、蔚藍卻情緒化的大海……往往無法抗拒地升起崇敬的心。

然而，這廣闊天地間孕育的、所有可以做為食材的東西，我們卻只執著於以化學分析它的成分、以工程複製它的味道……終其一生，從沒有吃過真實的。

許多人的一生，都像我們供在家裡的貓主子或狗老大一樣，吃著由人工合成的「飼料」。如果無法得知真實的香草如何芬芳、用洋蔥蘿蔔香菇熬煮了四小時的湯怎樣鮮美、真正曝晒了六個月的醬油多麼提味、用貨真價實的蛋黃和奶油製作的卡士達醬有多餘韻繚繞、剛採下來的芭樂有多清脆……

如果我們在還不知道這些——其實僅僅只是上一代人都擁有的體驗——就離開了人世，難道真的不會有遺憾嗎？

在這個時代，我或許必須遺憾地說：要是無法把味覺歸零到自然的狀態、如果吃習慣了各種加量再加量的鮮味劑、超濃郁的香精，即使各家小農把飽含日月精華的香菇洋蔥蘿蔔雞蛋一股腦地堆到你面前，放上桌的時候甚至隱隱發著光，相信我，你依然感受不到任何價值，所有的背景音樂與光芒都會在你把食物放進嘴裡那一刻戛然而止，因為你感受不到任何「美味」。

講述如何運用味覺之前，得先講一個被汙名化的名詞：風味。

我知道你在想什麼，那甚至可能已是大多數人的常識。在台灣，通常來說，看到食品的品名冠有「風味」兩字，就可以簡單理解為：根本沒有主原料或是非常少、有夠少。

正因如此，經常看到廠商大大方方打上「果汁含量一%」，就像叫我把「髮量不足兩萬根」印在T恤上一樣，很奇怪。

簡單說白了，廠商為了避免打上「風味」或怕使用此字眼將拉低產品格調，乾脆加點主原料，順利避開「風味」這象徵廉價又沒誠意的標籤。

但在美食的領域，風味指的是嗅覺、味覺、（舌頭的）觸覺，甚至是視覺等多種感官的聯覺。

美食體驗往往是由多種感覺器官聯合傳遞訊號，再由大腦給出一個判斷。例如最典型的例子：麻辣是一種痛覺（觸覺），但鼻子傳來辣椒與花椒的香氣，舌頭傳來鮮鹹，大腦於是給出判斷：「挖靠這個四川麻辣鍋豪道地啊～」

品嘗食物也一樣。

撇開味蕾上的各個受器、各種味覺細胞都有專屬接收的蛋白質不談，味覺在科學上還有許多尚存爭議；就連純粹的「味道」是酸甜苦鹹還是酸甜苦鹹鮮，都是直到前陣子才算有了共識。

如果包含了觸覺與嗅覺，人能感受到的風味遠遠超過了五種，甚至可以無限細分。例如有些味道，你僅僅只能以「哈味」或「薗味」來形容。

記得小時候大家都看過的一張圖說，舌尖能嘗到甜、兩側前半部能嘗到鹹。後來發現這個來自一九〇一年的研究根本是錯的，人類的味蕾上布滿了能品嘗到各種味道的細胞。

但我覺得，這張味覺區域圖或許還是有所本的。

在我自己開發各種冰品和甜點的實踐，以及與正當冰團隊其他夥伴的交流中，我們發現，感知風味的確有順序。

假如吃下一口自家生產的小農鮮洛神冰，成分有鮮榨洛神汁、白砂糖、葡萄糖、自熬植物膠、動物性鮮奶油和雞蛋，我們大家吃到的風味，以順序來說，大致是：入口同時是洛神香；剛入口是酸；接著是洛神澀；口中時是砂糖甜、葡萄糖甜；吞嚥前是奶油香氣；吞嚥後是洛神香。頂多，有人無法分辨蔗糖甜與葡萄糖甜、有人捕捉不到奶油的香氣。

為了開發產品時溝通方便，在正當冰內部，我們把各種食物能夠展現出來的風味順序歸納成七段。七段不是絕對，味覺更好的人或許能嘗到十一段或更多。

我個人這十年來的分析與體會還有，與其說是舌頭各個部位傳回不同的味覺感受，倒不如說是吞嚥的時間差、各種味道互相屏蔽與食物在口中的位置……與大腦傳遞訊號的時間差，這些也剛好能讓各種味道層次分明。

無奈這方面的研究目前我還找不到，只能分享我們正當冰的團隊經驗。

以下就是正當冰開發各種產品時的祕訣大公開！

**第一段是前韻（超前味），嗅覺。**

點了一杯蜜香紅茶，你是不是經常在舉杯湊近嘴巴的同時，鼻腔裡已飄入了淡淡的蜜香？品酒或品咖啡時，經常會講到如 cut grass（新鮮牧草）、peaty（泥炭味）、sherry（雪利木桶味）這類形容詞，指的通常就是在此階段透過嗅覺品嘗到的風味。

這一段味道也能分辨香精與天然食物的香氣。

目前大部分香精的味道還是無法與天然食物做到完全一致。以芭樂香精和百香果香精為例，雖能完全模擬果物的皮肉香氣，但當果物連同籽一起打漿再做成冰淇淋時，味道卻能與市售香精產生不少區別。

基於做「教材」的心態，正當冰製作冰淇淋時經常連同一部分的籽一起打漿，好讓消費者能夠潛移默化地學會區別。不過現在市面上也開始出現模擬籽籽打破氣味的香精了……

另一方面，許多香精需要溶解在溶劑中才能保存，溶劑相當於其載體。由於溶劑通常是酒精或其他醇類，香精因此比天然香氣更刺鼻，缺少轉折，有種堅硬銳利的印象。甚至不少人會在這個階段就打噴嚏、皮膚癢、眼睛有灼熱感。

這個階段，通常我們能察覺的也是酯類香氣，例如榨果汁時果皮中一起被榨入的精油。這類香氣會屏蔽油脂類香氣，例如奶油香、鮭魚油脂香、花生油香。

然而在沒有酯類香氣的食物中，我們也能在這個階段聞到油脂類的香氣。

**第二段是前味，來自嗅覺加味覺，不必訓練也能擁有。**

食物剛入口時，跑得最快的味道會在這個階段被人感知。最常出現的是酸味，例如酸梅的酸、檸檬的酸、烏醋或白醋的酸……都會在這個階段出現。試著留意這個感知酸的階段，將能學會分辨料理中的酸使用的是天然水果或是化學酸。

化學酸主要有酸味鈣和酸味鈉，例如醋酸。或是磷酸。另外還有乳酸、例如蘋果酸、檸檬酸等。

化學酸或多或少都有一些風險。

以酸味鈉來說，由於不是鹹味的，容易讓人掉以輕心而攝取過量。它與鈉鹽的危害相當，與高血壓、中風、水腫、腎臟病、心血管疾病、腦部病變都有相關性。

又如乳酸，有可能額外造成腎臟的代謝負擔，在代謝不良者身上甚至可能產生庫斯莫爾氏呼吸（深、快且費力的呼吸）、心律不整、低血壓、休克等症狀。

又比如目前最廣泛使用的蘋果酸、檸檬酸，其提取過程中會使用到苯、順丁烯二酸酐——就是之前毒澱粉事件中的順丁烯二酸、反丁烯二酸等有毒物質。

大家一定要有一個概念，所有化學生成的產物，為求成本低廉，原料可能都是十分低價、化學提煉且有毒的物質。

有些人會認為，世界本來就由分子構成，鹽就是氯化鈉（NaCl），從什麼東西裡提煉出氯化鈉，對人來說都一樣。誇張點說，如果能從大便中提取出咖哩，其分子和食品的咖哩一模一樣，吃下去又有什麼關係？

問題就在於，絕大多數化學反應都「不完全」。

以常見的蘋果酸為例，某些製備方法會使用具有毒性的順丁烯二酸與反丁烯二酸，成品率卻只有九十％，剩下十％的正反丁烯二酸，得透過結晶、離心分離等程序再純化。

再純化過後就是百分之百的蘋果酸了嗎？當然不是！

英國化學家早在一九一八年就已發現焦煤色素中含有劇毒致癌物環狀碳化氫，一百年過去了，環狀碳化氫到今天也沒能消除。

添加在食品中的化合物，如果是從食物，甚至標準放低些，是從食物殘餘如果皮提取而來，連我都可以接受，但如果化合物本身的製備過程就充滿毒物，無論如何也不可能「全然無害」。

回到味覺上。

化學酸的酸度產生時與第一段會毫無銜接。檸檬酸、冰醋酸、蘋果酸的酸味除了各有不同外，通常也是以「憑空出現」的方式展開。

另一方面，如果食物的酸度不明顯，一些多醣體或油脂的味道也會在這個階段被感知，例如松子香、一些蕈類的獨特風味。

**第三段是前中味，來自味覺加觸覺。**

第三個階段很特別，它不盡然是味覺，也有一部分的觸覺參與。所謂食物的觸覺，指的是我們形容一個食物很滑潤、溫順、太利、咬舌、爽口、爽脆等等，形容的都是食物的觸覺，大部分也在這個階段感知完成。

食物繼續吞嚥，在進入口腔的正中間前，一些油脂的主要味道會在這個階段體現出來，例如奶油、鮭魚油脂、牛肉的油花香潤。

另外，一些食物的輕微變質也會在這個階段被感知，例如茶耗味、油耗味。

澀味的第一階段也在這裡被感知。想要體會的話，最簡單的方法就是先去刷牙，再喝口柳橙汁，然後你就會想揍我。

若想訓練這個階段的味覺，可以買一瓶低溫殺菌鮮乳和一瓶高溫殺菌鮮乳，反覆交替飲用並感受。或者，一杯礦泉水和一杯去除礦物質的蒸餾水，也能在這個階段的口感上發現區別。

這個階段也可以用來分辨飲料中的植物油是否是氫化油，因為口感上有很大的區別。氫化油調製的奶茶口感較硬，缺少了天然動物奶油的滑順感。

一些葡萄糖、麥芽糖的甜味也會在這個階段先竄出一點點。

**第四段是中味，來自味覺加觸覺，不必訓練也能擁有。**

「啊，這個紅豆麻糬好甜」、「這拉麵也太鹹了吧」，吃完一樣食物，一定會留下的主要印象，多半來自這個階段。

在「甜」的世界裡，葡萄糖、砂糖、紅糖、黑糖、冰糖、麥芽糖的甜味都有些許不同。舉例來說，葡萄糖、冰糖、麥芽糖的甜更靠前，在前中味時就會隱約出現，出現時的形體較隱約；黃白砂則更明確，在更後面階段的後味裡會有一點反酸；紅糖、黑糖的位置更靠後、形體更明確，而且除了反酸之外，也有與蔗糖不一樣的香氣。

在「鹹」的世界裡，主要是感受鈉的味道。鈉是從白醋裡帶出來的？番茄醬帶出來的？還是味精裡的鈉？都會讓顯現的方式有所區別。

順帶一提，在這個階段，如果食物中含有鮮味劑，如5'-鳥嘌呤核苷磷酸二鈉、5'-次黃嘌呤核苷磷酸二鈉——我絕對會避免的添加物之一——除了其特殊的登場方式有點過分甜鮮，還可以留意舌頭中心的一種麻痺感。

**第五段是中後味，來自味覺與觸覺。**

這是甜味或鹹味慢慢退場時的區段，也是特別注重觸覺的區段。這個階段是由整個口腔裡的神經、肌肉和味蕾共同回饋的，和前中味的回饋有點像，但不會回饋「爽脆」之類的感覺，而是柔潤、溫和、body明確（品咖啡的術語）、軟糯、濃稠、醇厚等。

台灣的飲食文化其實非常愛好這個階段的感受。我們從小就吃各種魚羹、蚵仔煎、麵羹，相較於我們，很多文化圈中的黏稠食物比例低得多了，甚至根本無法接受黏稠的食物。

也因此，為了符合台灣的飲食喜好，很多食物和飲料到了台灣後，配方都會更改。其中有一種居功厥偉的添加物，絕對值得先行預告。

上味覺教育課時，我經常這麼問：「你們知道如何體現世代差異嗎？」底下搖頭。

「在你最早的印象裡，你吃到的魚羹或任何羹湯，放涼了之後會變稀的人，請舉起手比個讚；變得更黏更稠的人，請比個Yeah。」

隨著紛紛舉起的手，殘酷的世代差異出現了。差不多三十歲以上的人，都比了讚。二十歲以下的人，都比了 Yeah。

此中的關鍵差異，正是羧甲基纖維素鈉的橫空出世。

羧甲基纖維素鈉是一種增稠劑，除了改變質地，也能讓食物（尤其飲料）在味蕾上的停留時間更久，讓人感受到其味無窮。

與我同世代的人，小時候吃的勾芡，是利用澱粉的糊化受熱，澱粉的氫鍵被破壞，混入水分子與澱粉分子結合後而變稠。等再度放涼後，這種結合被斷開，當然也就變稀了。羧甲基纖維素鈉則沒有這種問題，熱的涼的都ＯＫ，非常萬用，包含黏磁磚的東西，都是這種成分。

台灣人喝的飲料、吃的食物，湯湯水水，幾乎每天都能攝取一大堆羧甲基纖維素鈉。大家可以試著去超商看看，從奶茶、運動飲料、酸梅湯、青草茶、汽水，甚至餅乾、蛋糕、火鍋鍋底……

雖然限量標準是每公斤二十克以下，但一項添加物若使用太過廣泛，就再也沒人說得出每天的「總攝取量」是多少了。

而之所以要提到羧甲基纖維素鈉，正是因為在中後味的區段上，我們有機會分辨天然的濃稠與纖維素的濃稠。

**第六段是後味，來自味覺。**

後味是指吞嚥之前最後嘗到的味道。這段的味道很隱約，有這段味道的食物也較少，太過複雜的調味則會讓這一段消失。

最常見的後味實例是茶的回甘。一般來說，草本類食材因為內含酚類物質，會在經過口腔酵素的轉化後產生後味。或者，在前中味含有輕微苦澀的食物、含有單寧或茶鹼的食物，同樣會有轉化回甘的效果。

**第七段是尾韻，來自嗅覺。**

尾韻比茶的回甘更晚出現，和前韻通常呼應，但並非絕對。舉例來說，如果你做一杯檸檬皮加芳香萬壽菊的茶飲，因為彼此屏蔽的關係，前韻會聞到檸檬，尾韻則會聞到芳香萬壽菊的香氣。

但是，如果我們單純做一杯檸檬汁，前韻和尾韻都會是檸檬味；如果是一杯好茶，則會在尾韻再次隱約聞到茶的香氣。

七段味覺法其實是正當冰一切產品開發的核心技術，也是我們最高等級的商業機密。分享出來，除了希望能夠協助更多廚師開發出「五味俱全」的好食物，對於「食物的記憶」、「食物的認識」、「添加物的分辨」，都有著積極正面，唔，甚至倒不如說是不可取代的意義。

至少，以我自己而言，就算請乩也不可能辨別出每一種添加物，但若使用七段味覺，只要你吃過真正的蘿蔔糕、魚丸、肉羹、布丁、冰淇淋，喝過真正的金萱，用上了大量添加物的超級化工食物——所有主原料都用添加物取代，毫無營養卻超多風險的垃圾，就再也騙不過你的味覺了。

# 為什麼你該遠離添加物

當我們基於關心對所愛的朋友說：「有化工添加物的東西少吃啊！」可能會得到這樣的回答：「鹽巴也算化工添加物呀！你不吃嗎？」、「有一種化合物由兩個氫原子一個氧原子組成，人每天攝取十公升這種物質還會中毒勒，水中毒聽過沒？你要不要也不喝水？」

彷彿我們是那些認為火車是怪獸、照相機能捕捉靈魂的十七世紀愚民。

確實，站在科學的角度，世界上所有物質最後都不過是原子的排列組合。

確實，並非所有化工添加物都如此罪大惡極。炒菜用的鹽、避免過度氧化的小蘇打、台菜很難避免的味精……若廣義地說它們是「化工添加物」——即便製程中使用了細菌或酵母轉化等等等等，但同樣是化學作用——好像也沒錯？

若是全部按照我們這種「化工添加物恐懼症」患者的邏輯，醬油和味噌好像都不能吃了？明明都一樣是化學轉化，憑什麼古法就安全？這不是貴古賤今嗎？

另一方面，有些化工添加物的用法確實利大於弊。例如讓香腸和臘肉看起來鮮豔可口的亞硝酸鹽，就是為了避免大腸桿菌的繁殖。

的確，亞硝酸鹽有致癌性，但如果不放，每年可能會有多起大腸桿菌中毒事件，結局就是奪走更多人命，或者導致這項產品從市面上消失。

（其實也是可以淘汰這項添加物的。只要廠商願意把香腸的水分去得更乾，只要消費者堅決排斥，所以要說必須，好像也沒那麼必須。）

這樣講起來，反什麼添加物呢？

人類科技的演進必然是要將我們帶往更美好的生活的，對吧？

那為什麼要反對食品科技的演進呢？

一竿子打翻所有添加物當然不對，但事情若牽扯到商業與資本，似乎就沒那麼簡單了。

例如色素、漂白劑，僅僅只是為了賣相好看卻附帶風險……

比如香精、色素和果糖的黃金三角，保證能獲得孩子歡迎的果汁，還可徹底取代水果的使用，卻幾乎完全架空農民的勞動成果……

再比如大量不設限的鮮味劑，這使用化學方式獲得的、用鹽酸提煉的白色魔法粉末。

當所有人都被這種自然界絕不存在的超高鮮味俘虜，麻痺了味覺，原本社會上百工百業，有湘菜川菜粵菜台菜等各式各樣的餐飲可以提供給青菜蘿蔔各有所愛的人們，如今全成了鮮味劑與各種海鮮香精、肉類香精的化學組合，廚師的功能也被架空了。

當所有「美食」都只是鮮味劑的組合，連美食的文化也會被架空。

當所有的廚師都遺忘了火的記憶，當所有消費者都吃不出蔬果的甜，廚師們也只能捧著鈔票，購買一包又一包的白色粉末。

這時，面對已經沒有回頭路的廚師與餐館老闆們，食品化工廠統統意識到，收割的時間到了：漲。

於是，面對愈來愈貴的食品化工材料，我們別無選擇。

於是，原本同屬於「中小企業」的各種餐館，利潤全都流向了大型的化工食品原料廠。

這並不是恐怖預言，而是我們社會的現在進行式。

農作物愈來愈少，天然食品的原料也就愈來愈貴。

九〇年代以前，全台灣人吃的都是「天然的食物」，街邊紅豆餅的紅豆餡、草湖芋頭冰裡成塊成塊的芋頭、芒果蛋糕內餡裡你看得見的芒果……這些，哪個不是銅板價？如今，只剩下標榜天然的店家裡還能看見這些「原本理所當然」的食物。天然食物必然得很貴──因為農作物全都漲了好幾成甚至好幾倍。

那些原本銅板價卻天然的食品呢？早已全面被化工原料占領。

從第一頁到現在舉了那麼多關於化工添加物的例子，相信讀到這裡的你一定同意，添加物帶來了更高的風險。

二〇〇七年九月六日於著名醫學期刊《刺胳針》（*Lancet*）發表，南安普敦大學（University of Southampton）提交的研究就揭示了色素或多重混合物與孩童的過動存在關聯。雖然這篇研究仍舊有爭議性──與其說是爭議，我個人比較想用「角力」──但對絕大多數父母來說，孩子吃完了五顏六色的糖，他們的「嗨」是如此顯而易見。

那麼問題來了：當大部分高教育程度的父母不再給孩子吃五顏六色的東西，為什麼這些糖還擺在貨架上？

每一年，正當冰都會前往偏鄉進行五場到二十場不等的「夢想冰淇淋計畫」，將自家生產的天然冰淇淋免費發放給偏鄉孩童，讓他們吃吃看真正食物的味道。

我們發明了一個交易機制：如果孩童的笑容能令我們這些大人身心愉悅，那麼它便是無價之寶。說真的，為什麼不能拿來換你自己想要的東西？

我對孩子們說，這球冰淇淋不是送的，但你只需要拿一個燦爛的笑容來換。完完全全公平交易，兩不相欠。

除了顧慮到孩子的心情與尊嚴，這其實也是對資本主義的某種反思——不是所有東西都有價格、也不是所有物品都只能用錢換到。

後來，隨著我對添加物知識儲備的增加，「夢想冰淇淋計畫」慢慢演變成了「夢想味覺教育」，依舊送冰，但會附帶兩小時的味覺教育課。最令我心碎的場景卻也發生了……

那天，位於某偏鄉小學的課程相當成功，孩子們非常積極的參與，整堂課笑鬧到屋頂都掀翻了。我主要負責講課，當年還是女友的捷妮則在最後面當小助手，準備每個環節的材料。

級任老師笑著對捷妮說：「天哪，你們家怪酥酥根本孩子王。竟然能緊緊抓著孩子們的注意力整整兩小時！」

「可能是長孫吧，他都說他從小屁股後面都是跟五、六個小屁孩。」捷妮笑回。

一如每次課程結束後我都會和小朋友們成為朋友，這天課後我們也一起坐在牆角吃冰淇淋、聊天。

「老師老師，我有問題。」

一個低年級的小男生怯生生地站到了我面前。他理著短短的平頭，掛著鼻涕，穿著一件已經不那麼潔白的吊嘎。你大可想像成一個小一號、內向版的花田一路。

「怎麼啦不要害羞啊，有問題都可以問。」我一把把他拉過來，勾肩搭背了起來。（如果是小蘿莉的話，這時候老師應該已經報警了）

「老師，上完你的課，我以後都不能吃冰淇淋了。」他抽著鼻涕說。

「為什麼？」我不解。

旁邊一個高年級的小女生搶著回答。「因為我們這附近只有一家便利商店！老師你說不好的色素香精果糖，每一種冰淇淋都有！我有看過！」她笑嘻嘻的說。

「那你可以等爸爸媽媽帶你到市區的時候，再去大一點的超級市場買啊！來我們店裡吃也可以，還有貓咪可以摸喔～」我笑著安慰看起來有點失意、已經開始癟嘴的花田一路。

「他沒有爸爸媽媽，他和姑姑一起住！他們家也沒有車，沒辦法去市區。」高年級小女生心直口快。

「妳亂說！我姑丈也會帶我去市區啦！嗚哇哇哇哇～～～」小花田大哭了起來，鼻涕冒著泡泡。

「那這樣好不好，你先不要哭，我給你一個大大大優惠，只有你有！」我趕緊說。

「什麼優惠？」小花田終於止住了哭聲。

「你以後有來市區都可以像今天一樣拿笑容來買冰淇淋，因為你笑起來最可愛。然後你來我店裡，我叫我的貓咪像蓋棉被那樣全～～部蓋在你身上，很舒服喔！」

摸著小男孩冰涼涼的手臂，他終於破涕為笑。

偏鄉的孩子多半都是這樣。許多父母的缺席，可能是因為意外、工傷、酒精、另組新家庭等因素……孩子往往只能隔代教養，或是託給姑姑或阿姨照顧。

有時候我會想，對他們揭開添加物的面紗，彷彿剝奪了他們下課後唯一的心靈撫慰，是不是太過殘忍？

然而，添加物的風險如此顯而易見，只要讓神經系統尚未發育完全的孩子接觸到色素、讓易敏體質的孩子接觸到香精，你立刻就能明白，那並不是我一廂情願的想像。

我也生長在一個破碎的家庭，同樣是隔代教養。我從小就告訴自己，如果有天結了婚，絕對不要讓我的孩子受跟我一樣的苦。屬於孩子的苦有很多種：家庭不完整、缺乏關愛、資源匱乏，甚至直白的說：貧窮。

而這些苦，我眼前這些才一丁點大的孩子，許多人是嘗遍了。

所有的偏鄉老師都對我說過類似的話：這些孩子很多會在到了國中的年紀走歪，跟著比他們年紀稍長的大孩子，去做一些會進少年觀護所的事。只有很小一部分能夠藉著教育，又或者專心致志的發展體育或音樂方面的才能，翻轉自己的困境。

我相信能成功翻轉的人，必定要愈早愈好地弄清楚自己真正想做的事，愈早愈好地立定目標：「我將來一定要擁有更好、更健康的生活。」

如果家庭已經失能，能夠支持他們翻轉的，就只剩下學校提供的環境：刻苦的學習、會哭出來程度的練習。

那麼，那些會造成過動、過敏的物質，會不會影響他們的學習？會不會讓他們翻轉人生的夢就此破碎呢？

這就是我要說的，另一個化工食品的問題：階級剝削。

化工食物的興起讓天然的農作物不再是剛性需求。生產者流失，漸漸的「物以稀為貴」。用天然農作物製作的食物不再庶民，也排擠掉了並不寬裕的家庭。

這些家庭的孩子，一旦「某些原因」，開始有了過動、過敏、自閉、情緒性疾病……將很難再有階級翻轉的可能。

之所以說「某些原因」是因為，無論你就在一旁眼睜睜看著孩子們喝完香精飲料開始打噴嚏、吃完色素糖果開始瘋了似的跑跳，你都無法證明，這些症狀就是吃了這些垃圾引起的。這些經年累月的過程，無法二十四小時乘以三百六十五天的拍成「縮食」影片；你無法讓一個孩子為了做實驗，每一天都只攝取色素香精，只為了證明那些東西真的有害。

那麼，就算你拿出了再多國外做的研究報告，依靠該產業發家致富的人都會說：「你無法證明色素和過動有關，因為實驗用的飲料還有糖和防腐劑，可能是別的成分引起的。」

「你無法證明色素和過動有關，因為過動是一種經過評估來斷定的『傾向』，不是非黑即白，不是抽血看數值就能明確指出的疾病。很可能只是實驗當下很多孩子聚集的環境，讓孩子太過興奮了，導致他們在評量上稍稍落入了過動的範圍。」

以為我在開玩笑嗎？沒有，上述理由正是反方對南安普敦大學實驗結果不嚴謹的指責。

化工食品對於我們的社會結構、資源的分配，甚至孩子的未來，影響深遠。某些「超級化工食品」完全沒用到「食物」，全都是化合物的合成，幾乎沒有任何營養價值，卻有著滿滿的風險。吃這些，必要嗎？能讓孩子健康長大嗎？

現在我們可以回想了。

為什麼資本主義的國家愈發展，中小企業愈來愈少？農地愈來愈無法農用？農民也愈來愈少？孩子的奇怪疾病卻愈來愈多？

回到水的例子。

只要分子式是 $H_2O$，它就是一樣的東西。

唔，那就來做個心理實驗吧！

二〇五〇年，世界上的水資源嚴重缺乏。

現在你面前有兩瓶蒸餾水，一瓶是山泉水蒸餾而來，另一瓶是由某地核災後冷卻機組的海水蒸餾而來。

兩瓶都由製造商保證，經過絕對的「精煉」，瓶子裡都是 $H_2O$ 這種物質。

基於你的自由意識，你會選擇哪一瓶來喝？

你是否能用同樣的心情，喝下兩瓶都經過「保證」的水？

從製造層面來看，是的，你真的可以得到兩瓶純粹的 $H_2O$。

蒸餾能夠去除水中所有的重金屬，除了「重水」，也就是用氘取代了氫原子，得到化學式為$D_2O$的放射性水。

以此例而言，核災只要不是氘汙染，只要是經過真正的、徹底的蒸餾，你的確可以喝掉那瓶遭輻射汙染後蒸餾得出的純水。

但你還是隱隱覺得別這麼做比較好，是嗎？或許那是你原始的求生本能在運作。

真實世界的化學製程，絕不是水這個例子可以滑坡概括的，而是更複雜且高風險得多。例如化學轉化蘋果酸，使用順和反丁烯二酸做為原料，也就是前幾年毒澱粉食安事件中，新聞一直在報，有肝腎毒性的那個。

在製備上，即便是最新的主流製程也只有九十%轉化率，後續就算經過多道中和手續，也不能保證一〇〇%去除。

而這種「生產不是一〇〇%轉化」的狀況，不管是化學醬油、鮮味劑、色素、香精……存在於上百種添加物之中。因為這本來就是化學製程普遍存在的狀況。

於是，廠商、政府，還有那些廠商豢養的媒體說：「由於殘餘量極低，人體可以代謝，故安全無虞。」

事實上，是不是每種添加物都一定做過人體實驗，確定可以代謝呢？

不一定，絕大多數的實驗對象只有老鼠。

是不是整天坐著打字的人和運動員一樣都能完全代謝？不好意思，實驗沒做過。

是不是腎病人和有代謝症候群的人也能代謝？不好意思，實驗資金誰要出？大概只有消費者開始質疑的時候，生產商會出吧？

在添加物、在食品工業裡，這些在製備中加進去反應，人類不需要的有毒物質殘留，被稱為「添加物汙染」。能夠上市的標準，絕大多數都不是「零檢出」、「零殘留」，而是「若干PPM以下」，政府機關就給予放行、核准販售。

即便「零檢出」，代表的僅是「殘留量低於機器能夠測到的數值」，從不表示「完全沒有」。

這件事情的本質，除了化學，更是商業上的信任關係。

你相信製造商的保證嗎？在這個每隔幾年就冒出重大食安新聞的時代？

你相信精煉能夠除掉所有有害物質嗎？

如同飼料油和餿水油經過精煉就能變成安全純淨的食用油，面對這個說法，你是嗤之以鼻，還是心中升起對偉大科學的敬重？

有任何一個廠商曾經公開所謂的精煉是怎麼回事嗎？

再以這個例子而論，那瓶輻射蒸餾水的「風險」依舊比較高的原因是：成本。

資本主義是一個利益極大化的終生追求，降低成本就提高了利潤。

如果當時的時空下，人們相信只有燒開蒸餾可以去除一切雜質，廠商就會去找最便宜的燃料。

如果有新技術聲稱，用黏土、陶瓷與木炭就能去除放射物質，廠商就不會花更多成本去燒開。

如果黏土與木炭建議三個月換一次，但最久可以使用一年還保有九十五%去除率，廠商就會用一年。

如果黏土與木炭這種過濾方式在被提出時充滿了不確定性，需要走好幾年流程、經過重重實驗才能證明其無害，廠商就會想盡辦法讓這個流程加速、讓實驗結果看起來安全。

如果這個方法上市後民眾仍然充滿疑慮，廠商會資助實驗室、學者，提出可信的報告。甚至投資媒體、自辦食安媒體讓消費者放鬆警惕，喜聞樂受。

Netflix 上有一支名為「健康不可告人的祕密」（*What the Health*）的紀錄片，主要在推

「健康不可告人的祕密」

廣維根飲食（Vegan），由於有許多觀點與操作遭到了部分人士的非議，在 Netflix 上被標註了「爭議性」標籤，但影片中有個故事脈絡卻非常有趣。

導演走訪了大名鼎鼎的粉紅絲帶活動發起組織蘇珊科曼（Susan G. Komen）、美國糖尿病協會和美國心臟協會。他們分別代表民間組織對於乳癌、糖尿病、心臟病的關注。

導演先是發現，三個組織的官網上，都針對病人提供了飲食指南。然後他發現，在一些非常正式的組織，例如聯合國衛生組織的法典（CODEX），有一些研究正在證明乳癌與乳製品的關係；糖尿病和心臟病與肉類或脂肪的關係。只要這類研究報告出來，當然都會「備受爭議」。

食品的相關研究是這樣的：有人觀察到一個社會現象（比如糖尿病與肥胖者大爆發）↓有些單位開始設定目標（可能是糖、可能是豬肉、可能是牛肉、可能是心情不美麗）↓研究單位開始募集受試者做實驗（有些要付費有些不用，例如藥廠的人體實驗必定會有很高的費用，因為風險很高）或者風險太高只能進行動物實驗↓導出結論。

研究單位有些是民間的，有些是學術單位，例如牛津大學、開普敦大學等。

導演發現，明明已經發表了相關研究報告，但這些關注各自領域的協會卻分別推薦了極有風險的食物。好比蘇珊科曼推薦了乳製品，心臟病協會與糖尿病協會推薦了許多熱狗香腸培根的食譜。

根據影片，導演經過仔細查訪後赫然發現，蘇珊科曼接受了肯德基、肉類加工商 Dietz & Watson、製作優酪乳相關產品的優沛蕾等財團的贊助。

美國癌症協會接受了世界最大肉品製造商 Tyson 和旗下有肯德基、必勝客、塔可鐘的百勝集團 Yum 等食品集團的贊助。

美國糖尿病協會接受了世界最大乳品優格製造商 Dannon、起司通心粉醬料製造商 Kraft、加工起司製造商 Velveeta、加工肉製造商 Oscar & Mayer、兒童食品製造商 Lunchabled、加工食品肉罐頭的 Bumble Bee 等集團的贊助。

美國心臟病協會接受了 Texas Beef、South Dakota、Kentucky Beef Council、Nebraska Beef Council、Colorado Beef Council、Idaho beef council、Cargill、Tyson、聯合利華、Dairy Max、White Wave、SUBWAY、ConAgra Foods、達美樂、Farmland、General、PERDUE、Nestle、Mars、Kraft、Kellogg、Pepsico 等大肉品商與食品集團的贊助。

你覺得，這是怎麼回事？

食品集團運用自己的影響力——嗯，好吧，我想我們可以化約為「錢」——影響一般民眾的判斷，真的不是天方夜譚。在美國已行之有年，並且滲透國會。在台灣，方興未艾，還沒有那麼嚴重，但也確實正在發生，後面還會說到。

回過頭來，添加物取代了你本來應該攝取的營養。

不說成長，僅僅只是維持功能正常，人體就需要數百種上千種營養素、微量元素。當人類的食物都被簡化成如同飼料般、有多少熱量多少蛋白質，需要香味加什麼，需要黏稠就加什麼……然後大家覺得營養不夠，健康正在流失，再去購買各種高價的營養補充品。

我只覺得，這除了是一筆好生意，也弔詭得可以。

再來，人類對人體的了解、對添加物的了解，其實比我們想的還要少。

檯面上，所有被放進正面表列法規裡的添加物都是被證明安全的，但真的安全嗎？

事實是，大部分的添加物都沒有做過人體實驗，只進行了動物實驗；大部分添加物添加的標準都是以大鼠的「半數致死量」（ＬＤ50）訂定；大部分宣稱安全的添加物，僅僅都只是「推測安全」。這部分，消費者知道嗎？

我們活在一個充滿不確定性的添加物世界裡。哪怕成千上百種添加物最後有九十％都扎扎實實證明了很安全，剩下十％，已被人類食用了多少年？

一個知名的例子是胭脂紅，也就是磨碎胭脂蟲並以水萃取出來的蟲紅色素。

蟲紅色素的應用早在十六世紀之前。南美洲的阿茲特克民族發現了一種仙人掌上的害蟲，發現將其晒乾磨碎後的粉末可以做為鮮豔的紅色染料，用來染製服飾、製作壁畫……沒有ㄎㄧㄤ到加進食物裡。

十六世紀，大航海時代如火如荼，西班牙人踏上了南美洲的土地，用鉛彈與瘟疫征服了沒有抗體的南美洲原住民，消滅了阿茲特克人，帶走了這紅色的祕密。

當時的歐洲還沒有製作紅色染料的方法，由「西班牙人的胭脂紅」染製的大紅色織物席捲了全歐洲的王公貴族，直至一品難求，西班牙也大發利市。某些資料甚至提到，英國皇室曾以偽裝成海盜船的軍艦襲擊西班牙商船，只為了獲得這種紅色染料。這時的胭脂紅仍然只是染料，並不具備食品添加物的身分。

西班牙人守著這個祕密直到十八世紀。一七七七年，一位叫德－梅農維爾（Nicolas-Joseph Thiéry de Menonville）的法國植物學家在墨西哥整整待了四年，終於將胭脂蟲從墨西哥偷了出來。

此後，胭脂紅真正普及了開來，世界各地都發現這樣的蟲子，開始大量生產。

胭脂紅從哪一年開始被加進食物與飲料中已不可考，但可以確知的是，在十八世紀，貴族下午茶的糕點裡，已經有了胭脂紅的蹤跡。

進入二十世紀，我成長的年代，胭脂紅成為化妝品、番茄醬、糖果、果汁或飲料、冰淇淋、蛋糕、馬卡龍、熱狗中不可或缺的色素，卻一直到了二十世紀末（一九九八）才有實驗報告指出，由於胭脂紅的製備無法完全去除蟲體的蛋白質，此一外來蛋白質會刺激哮喘患者，成為引發哮喘的誘因，並可能引發各種類型的過敏。

在那個年代，也就是我大約小學或國中時，許多新聞片段一進片頭就會這麼說：「您知道嗎？鮮豔的番茄醬，那美麗的紅色，竟然是蟲做的！」

經過新聞媒體大肆披露，如今最不容易看到胭脂紅的產品是番茄醬，至於其他的，還是繼續使用。

平心而論，胭脂紅屬於「天然製程」的色素，相比於它的替代品紅色六號，老實說風險要小得多。如今的食品較少看到胭脂紅的原因，與其說是大眾重視胭脂紅的副作用，倒不如說是全化工製程的紅色六號要便宜得多。

提起胭脂紅，主要只是想做個數學題：請問，直到證實胭脂紅有害、稍稍有警覺的千禧年，人類已經吃了多久的胭脂紅？

外國統計，哮喘的到院前死亡率約九％。在人們尚不知道胭脂紅會引發哮喘之前，有沒有可能，胭脂紅曾經奪取過人們的性命，卻沒人知道呢？

二〇〇〇減一七七七得到的數字是兩百二十三年。八萬多個日子，是人類暴露在未知風險的總和。這是支持食品化工者口中「非常安全」的天然胭脂紅色素。

相對於胭脂紅，「不安全」的添加物，還遠遠多得多。

# 我TM早就不想幹了！

上課時間大概一半講課，一半講她家的狗又幹了什麼蠢事，她女兒有多漂亮多少男生追blah blah……我國中時最喜歡的國文老師都是這麼上課的。我尤其喜歡她講女兒的部分（被毆）。

說也奇怪，明明這樣看起來講課時間很少，偏偏我們班的國文總是整個年級最好的。

這大概就是女兒的力量啊……（再被毆）

所以我也打算這麼幹，一半講我真正想告訴大家的，如何在這個充滿添加物的世界健康堅強地生存下去，另一半講我人生最錯的決定ａｋａ正當冰的小故事。

前面講到，我三十二歲帥得像布萊德利庫柏的時候，辭去了其實過很爽又收入頗豐的工作，放棄已經走了十幾年的資訊業。

搖身一變，我成了自強夜市裡唯一有庫柏明星臉賣冰淇淋的攤商。

「吼～你頭殼壞去喔！晚上氣溫涼了誰要吃冰啦？」

「欸欸我跟你說，最後面那一條那個阿桑賣枝仔冰，經常一個晚上一枝都沒賣掉！你還賣冰？」

那時候，附近熱心的攤商大哥們總是善意地給予我忠告。

喂不是吧！你們這樣根本是在潑冷水啊！

不過我也沒在怕，因為我根本沒打算當太久的攤商。

我算過，用真的水果、真的牛奶、真的奶油做冰淇淋，隨便挖個一百公克，原物料成本就三十幾塊。

在夜市這種普遍低消費的地方，是打算賣多少？

答案是二十塊。

我早就打定主意了，我手上有六十萬，等我虧完就閃人！

我打算在自己的臉書寫這樣的故事：「為了抗議台灣的食品財團總是弄超級化工食品給消費者吃，把所有的健康風險成本外部化，老子幹了一件最殺的事，虧了六十萬……」

是不是有點帥？

雖然剛開始的生意和被面目全非腳踢到一樣慘，有時候一天連五百塊都收不到。但靠著我的顏值好口味，硬生生在兩個月內變成了每晚排隊的名店（有嗎？）。營業額也從幾百塊，變成天天都有個三五千。

好吧，其實當時根本不有名，可能僅僅只是好吃售價又便宜，讓很多在地人和遊客口耳相傳。

這時的我學會了三件事。

首先，消費者是能夠教育的。就算終生都吃化工食物，其中大部分人，在吃過真材實料、感受過真實的味道與轉折後，就算不明，依舊覺厲。

第二，便宜太重要了！資本主義社會是什麼？就是把原始部落裡的你拿石矛插我我拿熱狗插你這種明刀明槍的戰爭，改成資源的掠奪戰。

每個人都削尖了腦袋，拚了老命地圈地圈資源（錢或購買力）。整個地球的資源有限、你在一個時期裡賺錢的能力也有限，如何在別人只能用一百塊買到一個排骨便當時，你卻能買到排骨便當加冬瓜茶，你就贏了這場戰爭。

遺憾的是，一般消費者只看到有一個便當和一杯冬瓜茶，卻看不到裡面有多少維生素ABCDE，有多少纖維素蛋白質優質脂肪。

有多少營養價值？不在意。

元素周期表有多少元素在裡面？不在意。

但誰也都無能為力。

第三，在你創業時唱衰你的「周邊老闆組」，這時候會處心積慮探聽你去拜了哪間土地公或財神廟。

有句話說天下無難事，公司怕新人。生意會好起來其實我並不意外。

誰看得出來我每天只睡一小時呢？

晚上收攤差不多十二點，回家路上吃點宵夜，為了省錢好撐久一點，永遠都是滷肉飯配蚵仔湯。回到家一點半，開始把冰箱裡的水果拿出來洗淨削皮去籽切塊，弄好大概三四點。

打好冰淇淋漿，放入當時我僅有的、親戚讓給我的一台超慢半手工冰淇淋機，打一桶快一小時。平均一天要弄四桶。

天漸漸亮了，有時候冰淇淋做到一半，得先拖著虛脫的眼皮，趕緊趁菜市場開市時去搶味道最好的水果、外帶用的紙杯（夜市沒有座位只能用紙杯）、湯匙、換零錢等一堆雜事。

回到家早上八九點，繼續趕冰淇淋。等這一切全部弄完，大概已經是下午三四點了。

趕緊上床，補個眠，五點整，騎著我加裝了一個大後箱的野狼一二五，載著今天剛做好的冰，開攤去。

為了賭那一口氣，明明每天賣多賣少都不會賺錢，我卻異常認真。

我要推廣這樣的味道，賣出名氣，然後瀟灑轉身消失，成為一個傳說。

就這樣，知名度就像吃壞肚子的水屁，來得又熱又急，讓人措手不及。

虧啊虧，戶頭裡的六十萬，在開業第九個月的時候，變成了五千塊。

「呼，終於到這一天了。」一看著手機ＡＰＰ裡的帳戶，我長舒了一口氣。

這種苦出口水泡泡來的鳥日子，終於要結束了。

三月，天氣還有點涼，夜市也冷冷清清。

就在存款告急的某天晚上，熟客熱血音樂女來買冰，順便找我閒聊。

「yo～man～What's UP?」音樂女隨身自帶節奏。

「重大消息宣布重大消息宣布，我的鳥日子要結束啦！哇哈哈哈哈哈！」我把手捲成圓筒狀，一邊開心與她分享，一邊挖了一球剛剛開發出來的抹茶口味：「這是用正日本茶道等級抹茶做的喔。」

音樂女來買冰不指定口味，而是由我像個貼心 bartender 一樣，依據當天她的心情、狀態、衣著、髮型等因素綜合考量，挖一球比較不好賣銷比較慢的口味給她（被毆），這是我們之間的默契。

「蛤？什麼意思？」她不解地問。

「咦？我沒跟妳說過嗎？」我把現在其實是虧錢賣，打算虧完錢就跑的計畫細細解說了一遍，然後愉快地宣布：「我現在已經沒錢啦哈哈哈哈，搞不好明天來我就不在這了，保持聯絡喔～」

沒想到音樂女直勾勾瞪著我，冷冷地說：「你知道我為什麼幾乎每天來嗎？」

「？」我投以疑問的眼神。

「因為你告訴我，你想要改變這個社會。你想要讓人們重新認識食材真正的味道。」

「我有啊，只是我真的沒錢了啊哈哈……」我回答。

「所以，你的夢想就只有九個月？」音樂女面如寒霜，似乎真的生氣了。

「你到底改變了什麼屁社會？自強夜市小社會嗎？」音樂女音量開始大了起來，附近經過的遊客甚至停下了腳步——「究竟這兩人是命運的安排，還是情感的糾結，或是另有隱情？真相到底是什麼？讓我們繼續看下去」——我彷彿聽得到遊客心中的ＯＳ。

似乎發現了我的尷尬，音樂女壓低音量：「不要讓我看不起你。去真正的改變社會啊！」

「可是我真的沒錢了呀？」我無奈地攤手。

她在我冰箱兼櫃檯的玻璃門上放下一張千元大鈔：「我不知道你之前都是虧錢賣我，多的是還你的。」音樂女其實工作不穩定，只有音樂案子上門時才有收入。一千元對我們來說，都是大錢。

「賣一個天然食材該有的價格，別再虧了，我還是會來的。」

說完她就瀟灑地走了，留下天人交戰的我。

彷彿看出了我的滿臉愁容，周邊老闆組在稍晚沒人潮後又出現了：「ㄚ你怎麼憂頭結面？」

我又一次把目前的困境說了一遍。我本來就想把正當冰當作送給自己的生日禮物，在人生中留下任性一波的回憶，連創業日都是我的生日。

我自己也清楚，現在生意好，只是因為我提供的口味與顧客的支出，根本不成比例。嘴巴稍微厲害的人，應該都知道是占了個大便宜……吧？

也真的有行腳和尚（對你沒看錯）來買冰，只吃了一口就問我：「你這是虧錢在賣吧？」讓我對修行人的感官能力著實驚訝了一下（我和和尚們後來也發生了許多故事，這邊先略過不提）。

周邊老闆組聽了我的煩惱，紛紛做出以下建議：

「不能漲啦！人客就是貪俗，夜市東西一定要便宜啦。」

「成本高……啊你不會去買食品材料行的果醬回來攪一攪喔？保證攪完你再也不會想收攤不做了哈哈哈哈。」

「唉……」只換得我深深的嘆氣。

臨走時，其中一位老闆帥氣轉身，用食指指著我：「I want you……啊不是，不能漲喔！不要忘記喔！」

回到家，我以為我會煩惱得睡不著，但完全沒有。我只是沒有時間睡而已。

我先去了提款機，把僅剩的五千元又領了兩千出來，今天要買紅豆和花生片，還要向進口商叫比利時的純巧克力，後天貨到了要付款時，不曉得還付不付得出來。

九個月，我不知道賣了有沒有上萬球的冰？不知道上萬個買冰的人當中，有沒有人想得到他手中這球二十元的冰淇淋裡，用的是一包好幾千元的進口巧克力？

騎著車，我穿梭在街道的冷風中，路上只有清早掃街的清潔隊員，襯著東方天空些微的亮光。

「要漲價嗎？」我在花蓮的中央路上以八十的時速自言自語。一隻蚊子飛進嘴裡，我絲毫未覺，嚼了嚼，周邊老闆組 I wnat you 的姿態迴盪在腦海。

要是漲了，瞬間變得沒人來買，不就證明了消費者還是只在意價格？根本不是因為我真材實料、我毫不化工？那麼這辛苦的九個月又是為了什麼？又有什麼值得在ＦＢ說嘴？

「我是在試著改變一個永遠都不可能改變的群體嗎？」才是我最大的擔憂、隱約的夢魘。但我根本連說出口的勇氣都沒有。

「所以，你到底改變了什麼屁社會？自強夜市小社會嗎？」音樂女冷冷的眼神彷彿射穿了我。

九個月。如果吃的人僅僅只是因為覺得便宜又好吃，卻從來不知道我是為了什麼苦苦支撐，那我到底改變了什麼屁社會？

「那還不是一樣，有什麼好在ＦＢ說嘴的？」我對著自己說。

那天採買回家後，我仔細算了算成本，平均每球三十二元。

我做了三十五元和四十五元的口味牌，在正當冰的粉專寫了類似這樣一段話：

「有個祕密其實早該說了。我的售價一直低於成本，換句話說，你們這麼支持我，拿著鍋子便當盒來，一次都帶好幾球，其實帶得愈多，我的資金減少得愈快（笑）。

「我這麼做的原因，僅僅只是想讓每個人都有機會吃到天然的、來自土地的、真實的食材，是什麼味道。

「現在我的資金已經見底了，也是我該告別的時候了。

「朋友們建議我最後放手一搏，於是我將漲價試賣三天，漲幅最高兩百二十五%。如果你們都不再來了也沒關係，也許這就是現實替我上的一課——『不要妄想改變消費者追求ＣＰ值的習慣，化工添加物有天終將統治我們的世界、我們的食物。有那麼一天，孩子的選擇只有化工和化工……或許這就是我們這一代人，必將走上的道路。』

我會回去做我的專案經理，也許，不，應該說是必然，我將過得比現在好的多得多，但我可能就不再快樂，也不再有熱血了……」

文一發出，我倒頭就睡。當晚就帶著新的價格牌，出發前往夜市擺攤。

那天是個星期三，傍晚略感涼意的風吹在臉上，我正騎車往攤位而去。

我原本打算一切交給天，如果漲價後觀察三天，業績掉到八十％以下，我就收；如果還有八十％以上，我就繼續做。結果第一天是平日，又是這種天氣，只有兩三千人的粉絲團發了文其實也沒什麼人看到……

「哈，應該等周五再來試賣三天的。」我對於選錯時機導致收店成為一種必然，感到有點惆悵。

九個月的時光，我認識了這麼多朋友。

我為太陽花學運辦過「有現場參加的照片，我為你獻花」的活動，苦練整整三天，終於成功用湯匙把冰淇淋做成花，練到肌腱炎。

許多朋友每次來買冰，都不忘留下一句「加油！」、「你做的事是對的！」

我看過多少遊客，因為被叫賣聲吸引，用著沒有期待的眼神丟給我二十元，買了一球冰，第一口吃下時臉上散發的光彩。

有多少人買了吃完又來，吃完再來，一晚上跑了好幾次……

以前工作從沒有出過辦公室的我，如今知道了早上菜市場的吆喝多麼震耳欲聾，知道了夜市老闆們的人生與犧牲家庭的作息，知道了一籃農作物要經過多少繁複的處理才能變成食物。

要告別這些，說沒有感傷，除非鐵石心腸。

如今，我正在道別的倒數三天裡了……

「欸？稍等一下～我的攤位是著火了還是裡面有科摩多龍？」

攤位前站了一小片大概六七個人，分成兩三組。我好奇地也往攤位裡頭看，沒有科摩多龍啊？然後我發現，他們的眼睛盯著我。

「要買冰嗎？」我有點不敢相信地問。站在最前方的兩個小女生靦腆笑著，點點頭，好像有話要說卻又沒說。

「喔喔好！稍等一下喔～」我用史上最快速度把攤位先開到可以做生意的狀態。迅速把冰淇淋挖給前面這兩三組人。好可怕，每個人都買了兩三球一百多塊。漲價第一天，我對新的客單價還有點不適應。

小女生走時，用很小的聲音對我說了一聲「加油」。我一頭霧水。

「靠邀，才五點耶。」依照經驗，五點到七點這段期間最沒有生意，大家都嘛吃飽飯才吃冰，誰在跟你飯前吃冰？

邊想邊完成了其他開攤準備。這時又來了一小撮人。

「啊，等等這邊服務完，我要趕快來吃我從家裡偷出來的香蕉。」

到自強夜市當攤商前，我都在台北上班，一個人租了一層有前後陽台的大公寓，養養貓、種種香草植物，自由自在。那時剛來花蓮，為了省錢，暫時借住在我爸家。我爸那時已另組家庭，住起來頗為尷尬。為了節省開銷，我經常把家裡的食物順手牽出來當晚餐。

「算了，反正這樣的日子就快結束了。」我總是這麼想著。

咦？怎麼遠方又走來一組人，而且好像一直看著我笑，笑得我心裡直發寒。

「要、要買冰嗎？」

「也是要買冰嗎？」

「要二十球!?」

「蛤？把這鍋裝滿!?」

「啊！是你啊！你帶家人來逛夜市喔？」

「咦？你阿嬤這麼老了不要也抓出來亂晃啦哈哈哈哈！」

來買冰的人那之後就沒有斷過，有的我認識，但臉盲末期的我有八成都沒印象。然後這些根本不認識的人，還會對我喊出「加油」、「真的不貴」這樣的話。

我忙得不可「開蕉」……嗚嗚嗚我的晚餐……

等我終於有空抬起眼時，發現對面每周三公休的「唐×街牛排」整個有我六倍大的攤位空地，已經呈現S型的排滿了人。

我順著這條長長的人龍往前找，赫然發現，龍頭就在我的攤位前面。

原來，科摩多龍是在攤位外面啊。

我一路忙到晚上十一點，冰箱裡有十二桶冰，一桶五十球，全部清空，整整兩萬多塊營業額。

挖了超過五百球冰的我整個鐵手，用顫抖的雙手剝開香蕉，抖著抖著，香蕉竟然斷了……嗚嗚，這是在預示我得了帕金森氏症後的老年生活嗎？

「今天到底是怎樣啊？太邪門了」，其實香蕉沒得吃也沒差，我的肚子已經從超餓↓餓到不餓↓又餓起來了↓快死了↓又不餓。足足兩個循環。

今天是周三，天氣也滿涼的啊？生意怎麼會這麼好？

周邊老闆組慢悠悠晃了過來。

「喔～正當冰！」夜市老闆們從不叫我名字，甚至沒問過我叫什麼，都是直接叫店名。

「你創紀錄了！」開口的是隔壁攤，一位賣牛排的大哥。

「蛤？」我手上握著靈肉已經墮落只剩香蕉皮的香蕉，完全不知道他在說什麼。

「兩大紀錄喔。」對面呂記果汁的老闆比了個二，也湊了過來。

「什麼兩大紀錄啦，都聽不懂？」

「二十塊，最貴的口味直接漲到四十五塊，我們漲價漲五塊就快怕死了！」呂哥說。

「我們只要漲五塊都嘛是直接打蚊子打一個禮拜，根本沒客人。結果你漲完生意還更好！我真的看不懂啦～」牛排店大哥說。

「哎呀人家年輕人做生意和我們不一樣，人家有用網路啊。」果汁店老闆說。

「蛤蛤？」我完全搞不懂他們在說什麼。

「噢難怪喔！我今天出門前看到有人在分享自強夜市有一家冰淇淋店因為一直虧錢在賣準備要收了，原來就是你喔？」牛排店大哥驚訝地指著我。

送走周邊老闆組後，我趕緊打開今天上午的貼文，映入眼簾的是「今天一定去把你買爆！」、「你虧錢在賣你要早說啊！」、「媽的我今天不用新台幣把你清空我跟你姓啦！」、「不准收掉！」、「給我留下來喔！」等等各種duck不必的粗暴言論。

那時我做了一塊木板，上面做了幾個鐵環，每天晚上都會用鐵鍊穿過鐵環上鎖，把木板鎖在我的冰箱上，當做最土炮的防盜設施。

那天晚上不知道怎麼搞的，我腦袋一片空白，無意識鎖著裡面早就沒有一點冰淇淋，沒有一點有價商品的冰箱。

更奇怪的是，鐵鍊這麼粗鐵環這麼大，我卻穿了老半天穿不過，活像是我阿嬤在穿縫衣針。

我的視線一片模糊。

我邊哭邊幹怎麼穿不過，我得趕快走。

要是再不走，我就壓不住自己的哭聲了……

很多年以後的今天。

正當冰依舊不使用任何添加物，甚至為了盡可能避免農藥殘留的問題，到處打聽不用農藥化肥的農民，跑農田產地直收。

也因為請了很多員工也開了店面，成本大幅上升。現在一球冰早就不只四十五元。

自強夜市已經消失，當時最常來攤位串門子的幾位攤商老闆，現在也都在東大門夜市裡經營著。

身為老闆的我每天修理東西、做管理、發文寫書、幫孩子上味覺教育課、研發新產品，早就沒有時間自己顧店，都交給員工打理。

但偶爾經過自己的店面，我還是經常遇到在自強夜市時代就一直支持正當冰的老客人。

那時我總是興奮異常，這些往事就好像在眼前又上演了一遍。

十年前的我，或許怎麼也想不到，原本只是想任性一場，結果竟這麼一直做了下去。

或許想要改變社會——僅僅只是食物這個面向——我窮盡一生也做不到。

但我，或許不會再放棄了吧？

很久沒有遇到音樂女了，如果妳也買了這本書，我猜妳應該知道我說的是妳。

我想對妳，對那天展現了「消費者意識」、科摩多龍隊伍裡的老冰友說——

「就是因為你們，所以正當冰還在唷。我他媽的，日子還是很苦唷（笑）。」

# 雙胞胎的故事

這篇換換口味，說一個「推理懸疑故事」，以及為什麼食品的世界充滿了爭議，有人說這不好那不好，有人說只要合法都安全，而我卻堅定的相信，有智慧的人都應該遠離添加物。

我認識一對雙胞胎，年紀不小。

她們出生的時間僅僅相差六分鐘，用著一樣的基因，走跳人生六十年。

妹妹命運多舛，大約三十歲時得了子宮頸癌、不到四十歲時得了腦瘤、四十多歲時得了淋巴癌、五十歲時輕度中風。幸運的是，命超硬，統統挺了過來。

但雖說挺了過來，卻帶來了嚴重的後遺症。講話與反應十分遲緩，睡眠極度不正常，總是該醒著的時候提不起精神，該睡覺的時候又睡不著。

可能是因為腦部仍有病變，妹妹經常會問一些非常奇怪的問題。例如某個家人本來就是每天到台中上班，某一天她卻會突然問起：「你說×××去台中？啊他去台中幹嘛？」

滿頭白髮、神情木訥、眼神呆滯、時空感錯亂、經常有唐突或得罪人的發言。五十歲前就完全喪失工作能力，只能懶散的一天過一天。

姊姊基本上像裝了永不斷電的金頂電池，雖然老了六分鐘，但皮膚依舊有光澤，每天跳上竄下一會兒擺攤一會兒開店，看起來大概五十歲不到。不曾得過癌症，全身上下的病痛除了糖尿病，以及因為年紀使然，膝關節有點退化，下樓梯會痛，其它一切都好。

由於第一次罹癌時失婚，妹妹因此一直和姊姊生活在一起。六十年的人生中，彼此分開的時間可能不超過十年。

姊姊廚藝比較好，吃飯基本上都是姊姊煮妹妹跟著吃、喝一樣的水、呼吸一樣的空氣，看一樣的電視節目，在幾乎一樣的年紀罹患第二型糖尿病，吃同一種控制血糖的藥。

占據她們人生最多時間的工作——導遊——也是一樣的，兩人都沒有服用任何營養補充品的習慣。

如果把這對雙胞胎看做一個六十年的長期實驗，雖然變量控制得不是天衣無縫，樣本數也有點太少，「震撼度」卻是大大增加。

因為做一樣的工作、住一樣的地方，基本上可以排除居住地或工作地的空氣食物水有致癌物或致病因子。

雙胞胎有一樣的基因，當然也有機率稍有不同，但在成長過程中，DNA會被許多外來因素改寫，導致兩者的基因表述漸行漸遠。

問題：是什麼讓妹妹的細胞複製轉錄過程中，不斷產生癌細胞？是什麼讓妹妹的血管出了問題，導致她中風？

當我實際問姊姊，她這麼說：「我們大概就只有吃東西的習慣不同。我習慣三餐吃飽，不吃零食，只喝水和自己泡的茶。」

我跟在這對姊妹身邊貼身觀察了十幾年，此言非虛。妹妹非常喜歡吃正餐以外的東西，而且是從年輕時就近乎偏執的喜歡。

各種品牌的「假」奶茶——根本沒有牛奶成分的超級化工食品——基本上一天一到兩瓶鋁箔包，那其中大多都有香料（精）、焦糖色素、氫化植物油。

非常便宜的蛋糕，尤其偏愛內餡是氫化棕櫚油打發的，一大坨一大坨假奶油那種。

各種可以歸類為「超級化工食品」的冰淇淋、包裝零食，也就是那種幾乎沒有真食材、充斥著各種檸檬酸蘋果酸脂肪酸、幾號幾號的色素、各式各樣的香精。

三十歲以前，任何人跟我說吃色素會致癌、吃氫化植物油會阻塞血管，我打死都不會相信。它們吃起來如此可口，吃完也從不覺身體有什麼異狀，我要怎麼相信？

三十歲以後，台灣開始爆發各種食安問題，也迫使「願意多想一點」的消費者不得不開始爬梳食品添加物的相關資訊，看著那些網路文章告訴你這個會致癌那個會致癌……

「這些是真的嗎？」會不會，世界上其實存在某種「反添加物產業鏈」，藉由鼓吹添加物的可怕日進斗金？

如果不認識這對姊妹，我想我也會有一樣的想法。

如果不是自己在販售無添加食物，我可能也會以為這條「產業鏈」能讓人邁向富裕。

但事實上，超高且愈來愈高的成本、大家喜歡ＣＰ值的慣性，相信不只我，而是所有販售無添加的業者，都有種深陷泥淖卻「不忍脫身」的感觸吧？

就算有一天，絕大多數消費者都意識到了添加物的高風險，食品大財團只要一個華麗轉身，開始生產無添加食品，就算成本多了點，照樣是最後的贏家。

如果真的有一條「反添加物產業鏈」，那看起來是死定了（笑）。

「拿著開山刀開路的，最後都死在路上。」曾有朋友這麼對我說。只要未來的孩子能夠吃到沒有風險的食物，無所謂，我願意。

回到懸疑故事。

這對姊妹的例子剛好凸顯了以下現況：

科學家們在實驗室裡見證了各種添加物讓大小鼠基因突變、罹癌……但這些實驗都無法讓人們真正醒悟。因為我們很難提出實際證據，證明食品添加物傷害了我們的健康，也不會有人為此負起責任。

既無法證明體內的癌細胞來自色素還是香精，也無法歸咎於某一家廠商或某一個特定產品。因為添加物到處都是，一個從不在意的消費者，每天會從不同的來源，攝取形形色色的「綜合添加物總匯」。

有個我們非常熟悉的例子剛好可以說明這個問題。

二〇一三年，大統長基被爆出從一九七〇年起即以低價棉籽油混充高級橄欖油，並添加銅葉綠素調色。

棉籽油與銅葉綠素有什麼問題呢？

銅葉綠素鈉加熱至攝氏五十度以上時會游離出銅離子。人體不易代謝重金屬離子，因此會累積在大腦神經核、內臟及角膜上，對肝、腎有害，增加罹患老年痴呆症的機率之外，還會有各種各樣重金屬中毒的症狀。

台灣法規僅允許添加在乾海帶、蔬菜及水果之貯藏品、烘焙食品、果醬及果凍、口香糖及泡泡糖、膠囊狀、錠狀食品中，基本上都是不需加熱的東西（但為什麼會有烘焙食品我不知道）。

當然，你如果愈來愈熟悉這個法規，你將發現它詭異且鬆散。

大統長基並不是第一個在食物中加入棉籽油的。一個多世紀以來，它一直是美國飲食文化的一部分，被使用在沙拉油、沙拉醬、酥皮油、人造奶油或洋芋片等零食中。

榨取原油有三種方式：液壓、旋壓、溶劑萃取，大部分都採用萃取方式生產，溶劑主要使用正己烷。

正己烷具有相當毒性，會通過呼吸道或皮膚等途徑進入人體，長期接觸可導致人體出現頭痛、頭暈、乏力、四肢麻木等慢性中毒症狀，嚴重時可能導致暈倒、神志喪失，甚至死亡。

至於生產後會不會殘留，眾說紛紜，可能還是得看生產商的安全把控。

除了生產汙染，棉籽油另一個風險相對明確，那就是提煉過程中殘留的棉酚。

棉酚最著名的「功效」莫過於對於生殖能力的影響。

《世界科學雜誌》（*The Scientific World Journal*）一篇論文提到：

> 棉酚影響受精並造成胚胎損傷。在一九五〇年代，中國許多農村地區的人口出生率急劇下降，那裡的人們食用含有棉酚的棉籽油。這一觀察結果最初與他們食用的棉籽油中的棉酚引起的男性不育有關。在許多實驗研究中，棉酚已被用作男性避孕藥。
>
> 幾項研究報告了棉酚對雄性生殖的毒性，表明它會抑制精子，從而降低精子數量和精子活力。
>
> 棉酚通過抑制精子活力、降低精子濃度、誘導精子尾部特定的粒線體損傷而導致不育。
>
> 棉酚也影響雌性繁殖。
>
> 女性接觸棉酚會干擾發情周期、懷孕和早期胚胎發育。
>
> 先前的研究表明，棉酚會干擾胚胎發育。棉酚可能透過母體循環到達子宮內。
>
> 研究中觀察到了棉酚的胚胎毒性作用。棉酚導致的早孕流產不僅是因為對胚胎的直接損傷，還與胚胎著床的干擾有關。
>
> 簡單說：棉酚具生殖毒性，導致男性睪丸萎縮、精蟲數量減少及活動力下降；女性經期混亂、子宮縮小、卵巢萎縮。

以食用為標準，高度精煉的棉籽油要經過脫膠、脫酸、脫蠟、脫色、脫臭等多個步驟。即便如此，棉酚含量依然在〇・二％左右。

另外，如果廠商為了「降低成本，獲取不法利益」而混摻，摻入的棉籽油等級也有很高機率不是美國的食用等級。

當時接連兩起油品食安事件牽扯了幾十家油商，同時違法的添加累月經年，從七〇年代就已開始，而且幾乎都是市占率高的品牌。只要曾經外食、家中買過相關產品，你的生育能力基本上不可能完全不受影響。

那麼問題來了：台灣和長期食用棉籽油（但控管與精煉程度相對嚴格）的美國，竟然無巧不成書的，都有將近十五％的不孕率，相當於每七對不特別採取避孕的夫妻，就有一對生不出來……把這個比例講給我那一直催促我讓她抱曾孫的阿嬤聽，她回答：「喔嘿啊，那欸阿捏？這不正常捏～」

這當然不正常，但也不能說全是棉酚的威力（還有塑化劑），問題在於，就算這些食安問題造成的影響你知我知獨眼龍都知，如果要對簿公堂、集體訴訟，該如何舉證你的生育力受到了黑心油影響？

當時流入市面的噁油有多少棉酚？不知道。

這些棉酚在市面上流通後，平均每個成人的身體裡累積多少？不知道。

累積的量會對生育能力有多少影響？還是不知道。

縱使發生了這麼大的事件，台灣社會對這個議題依舊波瀾不興，沒有多少重量級研究面世，政府似乎也不打算繼續追究，這件事就當過了，反正這之間的關聯，大多數人連想都不曾想過。

台灣鮮少有針對添加物的相關研究。研究需要經費，這些研究如果沒有國家或有力NGO團體資助，沒有消費者的關心與呼聲，誰來買單呢？

看看當時的社論標題：

《今周刊》九百二十八期，范疇先生於其專欄：「黑心食品能存在十餘年，是因為政府的物價干預、廠商的將本求利、消費者的貪便宜所致。當商品被限制售價時，它的良心成本由誰來負擔？……全世界的先進國家都用羅賓漢的原則徵稅，然後用市場原則治理經濟，而只有臺灣用資本主義的原則徵稅，然後用羅賓漢原則治理經濟。」

《聯合報》社論，標題為「政府該做而沒做好的事：從收廢油到收垃圾」。二十九日標題為「食安監督機制失靈，卻一心想著嚴刑重罰」。

《國語日報》社論結語：「從葡萄籽油摻銅葉綠素鈉到餿水油，國內頻頻發生黑心油品事件，雖說是業者不肖，但政府把關不嚴，實在難脫責任。」

《工商時報》社論：「此次食安事件給我們最大的啟示，就是食安管理應該務實求真。官員們應有警覺性，不要動輒以數據搪塞問題的嚴重性；其次，政府GMP認證要重建公信力，不能再僅供參考不足為憑。此外，社會各界對於涉入事件的廠商要用不同的標準看待與處理，亦即對於有檢驗能力且應注意、能注意、卻沒有盡注意義務的廠商，要課以重責；其中若有藉機牟利者，更應嚴加究責。若不如此，食安事件就像打地鼠，冒出一個打一個，永遠沒有打完的一天。」

七年後的今天再看，台灣管理食物的方式，依舊沒有什麼進步。

喔對，忘了說。

那對雙胞胎姊妹是我的母親與阿姨。

她們看著我長大，我看著她們變老，也看著每天喝下去感覺沒什麼問題的化工飲料，如何用滴水穿石的速度把其中一個人擊倒，讓她有了渾身病痛的老年。

我見證這一切發生。

阿姨第一次罹癌時，我二十出頭，開始留心她的飲食習慣。三十歲前後，阿姨第二次罹癌。直接導致除了成分單純的茶類飲料，我完全不敢喝任何飲料。我當時害怕極了！

七對中就有一對的不孕夫妻，正是我和我老婆。回想小時候每一天的餐後甜點都是奶奶為我準備的「某大牌布丁」，會變成這樣好像也不怎麼意外。

當然還是那句老話，這可能不是單一因素，你也無法證明，但你心知肚明，這大概是有關聯的。

合法添加的，有可能有尚未被證明的風險，所謂的無害從來就不是那麼鐵證如山。不合法添加的，在台灣，往往要加了三十或四十年才被抓到。

無論哪一項，消費者遇到了，都只能自己承擔不幸——因為你證明不了。

對於廠商來說，添加物讓成本降低了，健康風險讓你我承擔了，醫療支出用你我支付的健保費「成本外部化」了。

怎麼看，都是一場有贏無輸的好生意。

# 為什麼店裡有貓？

這篇要來講一講，為什麼正當冰每家店裡都會看到那些毛茸茸的小王八蛋，貓。

每次座談會的場合，我都會說：「我想要的，是發展一種讓流浪動物能平安生活，並且永續的、可以被複製的模式。盡可能把貓狗送進人類家庭，牠就不會去殺野鳥野兔，讓流浪動物問題變成野生動物保育問題；也不會成群追車追小孩變成安全問題；不會去偷農民的雞讓農民氣到毒殺，演變成人道問題。讓貓狗盡量多多進入咖啡廳、小餐廳，讓喜歡貓狗的人得到放鬆，也讓還不喜歡貓狗的人有機會去理解。如此一來，流浪動物就能在現今的人類社會裡找到自己的位置。」

我從很早以前就想過，從古早古早開始，馬拉車、牛耕田、羊提供羊毛，無論是死在戰場上的戰馬、躺在肉攤上分切的老耕牛、被絞碎做成雞塊與雞飼料的雞、家園被開發成工業區的石虎……看著已經很長而且愈來愈長的已滅絕物種列表，誰能否認我們人類文明的地基其實是動物的血肉？

我也隱隱約約覺得，必須在有生之年，盡自己所能，為能幫上的動物做點什麼。

講是這樣講，事實上會開始做中途，只是因為一個小故事。

或許有人以為，正當冰是為了招攬生意，所以才有了貓咪。

事實正好相反，我們是為了能夠中途貓咪，才有了店面。如同正當冰不是因為賣天然的食物才講述添加物的風險，而是為了告訴大家「自然孕育的東西更好吃也更安全」才賣天然的食物。否則，誰想跟自己的利潤過不去。

二〇一二年到二〇一三年，正當冰只是自強夜市裡的一個小攤位。

我從來沒想過開一家店。畢竟正當冰這品牌一開始就只是玩票，什麼永續經營店傳三代，我自己都覺得不可能。

就在這樣每天擺攤收攤的日子裡，發生了一個悲傷的小插曲。

大概是二〇一二年年底，只記得是某個冷冷冬天還在擺攤的某日，一個冰友告訴我：「欸～怪酥，你隔壁攤臭豆腐的牆角有一隻小貓耶。牠看起來好小喔。」冰友是一個文靜的女生，講話總是慢慢的、溫溫的。

「蛤？多小？」我立刻提高警覺。那時大概是晚上十點左右吧，夜市好冷好冷，還颳著風，飄著一點小雨。

我其實二十幾歲時就已經相當關注流浪動物的議題。當時認識了北部某大型動物保護團體的創辦人，一個很正的小姊姊，人美心美，比城瀨心美還美（被毆）。

為了能多看小姊姊幾眼，有時我會報名參加一些公益活動，主要就是去動物收容所關懷貓貓狗狗、給牠們帶好吃的、舉辦送養會、送養前幫忙洗洗貓狗、把牠們打理得漂漂亮亮……

久而久之，我也算慢慢了解了這些生命的困境與動保人。他們絕不是沒事找事做，絕大多數都有一副好心腸；他們也都痛苦，經常背負著家庭或鄰居的不諒解。旁人批評他們的點，他們都懂，真的。他們只是無法袖手旁觀。

由於住公寓不能養狗，我主要都是以救援貓咪為主。

我撿過流浪貓，愛媽朋友餵的貓來不及結紮當了小媽媽、我曾幫忙奶幫忙送養小貓，幾年下來自己也收了三隻，加上本來養的一隻絕頂聰明的貓妖，擁有一個十分熱鬧的四貓家庭。

大概就是這種程度而已，遠遠比不上動保界許多整個生活都奉獻進去的前輩，但看見動物有難，袖手旁觀也絕對做不到。

我當時的程度，大概就是不到經驗豐富，但一些基本救援都會。

「真的很小耶……」冰友用兩手比畫了一段長度，我馬上看出，那大概是一個多月剛斷奶的大小。

「哎呀打咩打咩，這種天氣絕對會冷死的，而且這個大小應該是和媽媽走散了，八成還沒辦法自己找食物。」

我立刻把每次要去尿尿都會擺出來的「老闆有急事，暫離一下，沒有攝護腺問題，很快回來」牌子擺出來，「走！帶我去找！」

小傢伙很乖很乖，靜靜地窩在牆角。是一隻黑得發亮的小黑貓，有著一雙鮮黃色、充滿警戒的眼睛。

但我一眼就看出這傢伙膽子小，毫不猶豫地把手伸了過去。貓咪有一個很好笑的特色，只要你能按住牠的背，絕大部分的貓就不會跑了。

果不其然，小傢伙連哈氣都沒有，乖乖讓我拎了起來，一點也不掙扎。

這邊想跟大家講一個冷知識：野外看見小貓，不要立刻伸手撈，尤其是還沒有斷奶的小小貓。因為貓咪都是大近視，判斷「你是誰？你在哪？」靠的是聲音和氣味。小貓一旦被人手摸過，氣味就不同了，有時候會導致母貓不認小貓，不哺乳的狀況。

「嘿～小朋友，你好可愛捏！你的媽媽呢？」

小傢伙一看就是餓昏了，瘦得皮包骨，而且明顯斷糧已久，正處於一種「我超傻我有夠傻，如果你不救我我就在這邊活活餓死給你看喔」的狀態。

「妳幫我顧個攤，我去幫牠買點吃的？」我問冰友。

「喔給！」冰友比了一個OK的手勢。

把小黑貓揣在外套內袋裡幫牠保溫，我飛速騎上野狼，直奔附近的寵物店買罐頭。

回到攤位時，看似文靜內向的冰友竟然幫我賣起冰來了。

我趕忙找了一支小湯匙，挖了一口罐罐，湊到小貓嘴邊……

「喔喔喔！還好牠會吃！」我大聲驚呼，附近的攤商、過道的客人，紛紛圍了過來。

「牠好可愛喔！」正在攤位前面買冰的客人說。

「我們剛剛撿到的。會吃固體食物就很好養了喔，你要養嗎？我教你。」我趕忙推銷。

「哈哈不要鬧了啦，哪有來花蓮玩就帶一隻貓回去的，我家不能養啦。」客人連忙搖手。

說得也是。那時的自強夜市九十%都是外地來的觀光客，蘇花改也還沒有開通，怎麼可能坐個火車出來玩，隨手就帶一隻貓回家。

「我跟家人住，我也不能養。」幫我賣冰的老冰友垂下眉毛，用著愛莫能助的口吻說道。

「慘。我目前還暫時住在我爸家，我爸家也不養貓的……」出手救援了才想到大事不妙。（我自己的四隻貓那段期間都還待在台北，暫時由前女友照顧）

「只能硬著頭皮帶回家了……」嘆了一口氣，我做了這個艱難的決定。

不知道多久沒吃的小黑貓，此時已經挺著一個圓圓的肚子，在我的口袋裡睡著了。

「牠是男生女生？」冰友問。

我把小黑貓舉起來，用著彷彿在鑑賞藝術品般的專業眼神，盯著肛門下半公分俗稱雞雞的位置仔細端詳。

「男生！」我毫不猶豫地公布答案。

「那你要不要幫牠取個名字？」冰友問我。

「嘿嘿嘿嘿嘿嘿。」我保持著剛才的姿勢，用著血輪眼一邊盯著牠的小雞雞，一邊發出了笑聲。

「厚！你不要這麼變態啦！」冰友大聲抱怨。

「欸不是，我是說牠的名字，就叫牠嘿嘿嘿。」我維持著變態的笑容說出了答案。

就這樣，嘿嘿嘿成了一隻口袋貓。

牠真的乖到莫名其妙。我直接把牠放進一個布質小購物袋裡，午夜收完攤再把牠放進外套內袋，甚至頂著寒風騎車直到回家，牠都一直睡。

「該不會生病了吧。」我擔心的想著。

幸好回家報備沒有遇到什麼困難。我爸同意，如果中途個一兩周就送人，他可以接受家裡有隻貓，只要我都把貓養在房間就行。

第一個晚上，嘿嘿嘿非常乖巧。我半夜一邊做冰淇淋，一邊每隔幾小時餵牠一次。牠幾乎除了吃飯就是睡，我也益發擔心了起來。

那時候的生活是沒有在晚上睡覺的。夏天的半夜做冰，冬天的半夜煮燒仙草。

第二天，一到早上十點，我拎著袋子衝去昨晚查好、附近評價比較高的動物醫院。

看起來年紀和我差不多的醫生感覺斯文但有點冷漠，十分詳細地檢查嘿嘿嘿的狀況：

「有球蟲，也有跳蚤，這在浪貓來說大概是大全套，但看起來應該沒有貓瘟，不過這只是推測，如果要確定就要做檢查。」

「檢查很貴嗎？」我怯怯地問。

「也要一千左右，不過外觀看是沒問題，你可以再觀察看看之後有沒有眼鼻分泌物。」彷彿看出了我阮囊羞澀，醫生主動表示不用檢查也沒問題。

當時剛創業的我雖然還有一筆資金，但第一次遇上冬天，這才知道氣溫對冰淇淋的生意有多傷，口袋裡確實沒有什麼閒錢。

「有一點失溫，但只要食物充足，餵牠嬰兒食品，比較高熱量的雞肉泥，注意保暖，應該能活下來。要注意有沒有拉肚子，如果拉肚子就一定要再帶來看，小貓得球蟲很危險，會拉到脫水，甚至脫肛。」

醫生繼續說：「我這邊先幫牠體內外驅蟲，再幫牠打一針營養針。」

「好、好喔。」我嚥了一口口水。雖然不用檢查，但體內驅球蟲，體外用多效驅蟲藥，再打一針營養針，怎麼樣也得超過一張小朋友吧？

唉，慘，怎麼會在創業初期撿到貓……算了，遇到就是有緣，怎樣也得讓牠平安長大。

「好了，今天這樣費用總共是一百元。」做完所有程序的醫生冷靜的說。

「蛤？不是，醫生這個價格不對吧？兩種藥加一針，怎麼可能一百？」

「你這隻貓是撿到的吧？」醫生終於展露了笑容：「不能只讓你幫忙牠，我也多少幫點忙，你出一百，剩下我出。」在我眼中，那是天使的笑容。

直到十年後的今天，江醫生還是正當冰所有店貓和中途貓的御用醫師，我們也經常在正當冰的直播中提到他。

他現在是我們的好朋友，也仍然在花蓮開業，候診室天天爆滿，只不過開口閉口都是：「我不想開了啦，一堆講不聽的飼主。」

「雖然接觸奧客就會磨損熱情，但好顧客也經常幫我們補充能量啊，例如我！」我總是這樣勸他。偶爾也會帶冰淇淋或燒仙草去慰勞他。

後來我帶去求診的經常是超高難度的貓咪。例如腸癌，手術做六小時做到江醫師整天不能做生意；又如整個背部的皮都被狗咬掉，拉皮縫三次，貓咪繃到沒辦法躺下。或者是因為心疼貓咪腳斷掉要截肢，要求他縫好看一點。甚至最常做的ＴＮＲ剪耳，我都要求他剪一個可愛的小圓洞就好……

這些不合理要求，江醫師全部接受，毫無怨言。我想是因為，我們都真心希望這些小傢伙能有幸福的未來。

總之，嘿嘿嘿平安順利成長，也漸漸有活力了起來。

每天我都只能趁下午睡兩三個小時，現在有了會在胸口肚皮跳上跳下的牠，我開始挑戰人類睡眠最少紀錄。

我請前女友寄來一個外出籠，每天帶著牠去夜市擺攤。

我把牠放在籠子裡，上面貼了一張A5大小、圖文並茂的告示，寫著「親人健康小黑貓！不皮包退！歡迎抱牠出來玩！也請有愛心的朋友趕快來領養牠！」。後面的超小字體寫「皮到我都沒辦法睡饒了我吧嗚嗚」。

真的好多人都會抱牠出來玩，攤位裡每天「好可愛喔牠太好笑了吧牠好親人喔」不絕於耳。但問到要不要養，所有人都一樣：「欸不好意思不行耶，我只是來花蓮玩的。」

唉，其實這不也是意料中嗎？出來外地玩的人一回家就對家人宣布：「我領養了一隻貓耶！你們看！登登！」

「我有一根打小孩的愛的小手耶！你看！啪啪！」我相信每一家的爸媽都會這樣回答吧？

就這樣，我帶著嘿嘿嘿上班下班，睡覺時緊緊抱著牠，先把牠哄睡（這樣牠才不會起來亂），拿著每天僅有幾百元的營收，買一罐就等於一個便當的主食罐餵牠。我一餐四十塊解決，小王八蛋六十塊。

大約十天後，某個晚上，對面牛排攤的打工小弟跑來問我：「怪酥~你那隻小貓，我聽說你在送養，可以送我嗎？」

打工小弟是一個彪形大漢，大約一百八十公分的身高，九十公斤左右的體重，皮膚黝黑，頂著一頭很久沒有重染的捲捲布丁頭。

「你想養喔？啊怎麼我帶來這麼多天了你才來問？」這個阿弟啊我熟得很，我第一天來夜市他就已經在牛排店打工了。雖然看起來很八九，但聊過天會知道，其實只是單純的孩子。他也三天兩頭就來我攤位前串門子。

「我一直在考慮呀，畢竟我白天上課、晚上打工，收入也不高，覺得自己不能給嘿嘿嘿最好的生活。但你送好多天了，我就想說，我領養走應該對牠也比較好吧？」

嘿嘿嘿此時正在外出籠裡，睜著圓滾滾的眼睛盯著阿弟啊。

「你現在意思是跟著我比較吃苦就是了。」我以迅雷不及掩耳的速度給了他肩膀一記九陰白骨爪。

「不、不是啦啊痛痛痛痛……你很忙啊一天根本睡沒幾個小時，我覺得你會累出病來，你要是生病起不了床那誰來照顧牠？」

嗯，確實。當中途最該避免就是動物愈囤愈多，有心想中途的人本就少，但流浪命運的扭轉卻是一個巨大的百年工作。如果每個中途都因為難以割捨，而把中途動物一直留在身邊，慢慢地，整個社會的中途能量都會耗盡，再有更不幸悲慘的動物出現時，大家都無力伸出援手了。

每一個寒冬、每一個雨夜，其實都有萬千的流浪動物在挨餓受凍。有中途能量的、不管是機關或個人，都應該把握住每一個能送出的機會，讓自己保有一分餘力，能為不知何時就會冒出來、最需要幫助的那隻動物留一個避風港。這是我一直以來的觀念。

「嗯，那你知道要準備什麼嗎？我跟你說……」我從籠子裡抱起了嘿嘿嘿，塞進外套裡，嘿嘿嘿開始用超巨大的聲音呼嚕著。

這已經成了我們最有默契的互動。

平常自己顧店，又是做餐飲，為了觀感，我其實很少把嘿嘿嘿抱出籠子。牠可能才不到兩個月大，我雖然在外出籠裡放了尿布墊、罐頭和水，但基本上牠根本都不用，彷彿知道上班要跟我一起努力（牠努力睡覺賣萌），總是忍到下班我帶牠回家，親手餵牠，牠才會放口大吃。

嘿嘿嘿陪我度過了好多個無眠的夜晚，陪著我做冰、研發、削水果。牠從不亂跑，總是在我兩公尺的方圓活動，偶爾飛撲一下裝水果的塑膠袋，玩玩自己的尾巴。只要我一望向牠，牠不是也趴好望著我，就是呼嚕著向我走來……

那陣子因為創業有太多狀況超乎自己的想像、因為太勞累，跟家庭也有些摩擦，除了擺攤時間，我經常一整天都不想說一句話。只有在跟嘿嘿嘿眼神接觸的時候，我才會意識到，是彼此讓對方脫離了又溼又冷。

只有在把牠放進外套裡的時候，我才會想起，原來我還有溫暖他人的能力。

此刻，我用拇指指腹滑過牠的鼻梁，一遍又一遍。牠舒服的瞇眼呼嚕，並不知道離別的時刻已經近了……

「外出籠，好一點的飼料，不能買○○牌和××牌，貓砂盆，水碗……」阿弟啊扳著手指頭。

「還有指甲剪！化毛膏看你要不要買，也可以用地瓜代替。」我提醒他。

「好，我現在去買！」打工的阿弟啊每天大概九點就下班了，此時已是自由之身。他走向機車的身影，幾乎興奮得快要跳了起來。

不到十分鐘後，他帶著「養貓設備」來給我檢查。

「外出籠勒？」他幾乎全部買齊了，但少了外出籠，只有一條胸背帶。

「有點太貴了，我錢不夠。」他窘迫的搔搔頭。

「那不然我的先借你，你之後再買，看醫生都會用到，一定要備一個。」我堅強地把外出籠與嘿嘿嘿一手提起交給了他。

「謝謝怪酥！嘿嘿嘿，以後我就是你的新爸爸啦～」阿弟啊把籠子舉到面前，對著嘿嘿嘿傻笑著。

跟負責任的中途相比，當時我並沒有太多的訪談與養貓教育，嚴格說起來，我也不算是個中途。我似乎太輕易就把中途了大半個月的貓交給了對方。

又過了幾分鐘，阿弟啊提著籠子回來了。

「你怎麼又回來了？」我問。

「沒有啦我想說籠子還是還你，我回家拿錢，明天我就去買了。」阿弟啊傻笑著。

「那嘿嘿嘿呢？」我已經覺得有點不妙了。

「我用胸背帶繫著，套在後照鏡上。嘿嘿嘿在摩托車前面的置物箱，在睡覺。」阿弟啊說。

「這樣不行啦！牠還這麼小綁不住啦！」我著急地大喊，抓著他衝向摩托車停車場。

一切已經太遲了。

不過短短五分鐘不到，當我們趕到時，只有一條空蕩蕩的胸背帶獨自在夜風中晃盪。

那天找到十二點半時，阿弟啊大概是跟我說了「怪酥酥對不起，我明天還要上課」之類的話就離開了。

我不很確定，因為我的腦袋裡只剩下轟轟的雷鳴聲。

約莫凌晨兩點，我第一次知道，所有攤商都收好離開後，自強夜市裡連路燈都沒有。平時燈火通明的夜市，此刻如同濃墨般漆黑詭異。

我開著手機微弱的手電筒，焦急的，對著每一攤空無一人的格位裡喊著嘿嘿嘿的名字。

三點左右，手機手電筒燒了。我趕忙衝到夜市對面的便利商店想買電池和手電筒，結果他們竟然沒有！

我不敢離開夜市，就怕一個閃神，錯過了在黑夜中慌張閃躲的小黑貓。

我繼續摸黑在夜市裡一格一格尋找，甚至翻了垃圾子母車。

清晨五點半，我坐在自己攤位粗糙的地面上，一邊哭，一邊用拳頭捶著地面。

太陽慢慢升起了……我才發現指縫間黏黏的觸感，原來是我拳眼上汩汩流出的血……

我已經精疲力盡了……就算我的心還在找尋著小黑貓，我的身體卻牢牢釘在了地板上……

如果我就這麼死了，我的靈魂就能飛出我的身體，繼續尋找小黑貓吧？

「欸、欸欸欸正當冰！」

眼前出現了隔壁攤的老闆。

「你昏倒喔？」隔壁攤老闆問我。

「沒有啦應該只是太累睡著，太多天沒有睡好了。」我竟然在攤位裡柏油地面上睡著了！

當我想揉揉眼睛，眼皮碰觸到手上的痂時……

我突然簌的跳了起來：「我的貓不見了！」

「你每天帶來上班那隻小黑貓？」隔壁攤老闆問。

「對啊對啊，你有看到嗎？」我趕忙抓著他問。

他沒有說話，指著垃圾場一群正在撕咬著什麼的流浪狗。

我記得，最後我好像三四天都沒去擺攤。

對面的阿弟啊也離了職，等我回到夜市，再也沒有看過他。

我終究打起了精神，重新開始擺攤收攤、日升月落。

只是那之後，每當我在街上看見浪貓都想著，如果不是我、如果我沒有伸手救了牠，說不定牠還有機會像眼前的浪貓一樣，雖然有一餐沒一餐，至少能長大。

唯一的改變是，我在心中對嘿嘿嘿立下了一個承諾：

「只要能轉虧為盈、只要一有能力，我一定要開一家能夠中途的冰淇淋店。」

後來的故事是，等我手上終於存住了五萬塊，立刻大冒險開了第一家店，兌現了承諾。

而這八年來，正當冰中途了一百六十幾隻，每一隻都有故事的貓。

但老實說，就算中途了再多貓，給了再多浪貓們幸福，對於嘿嘿嘿，我永遠都有遺憾。

這就是我開始中途的小故事。

中途並不是一個美好的童話，這之中有好多好多的擔心失眠、心急如焚，甚至是與他人的衝突、巨量的開支。

每當這些不美好的部分快要擊倒我時，我就會回想自己送出去的貓咪們，哪幾隻現在肥成球、哪幾隻現在爽上天。

如果這些都還不足以支撐，我就會回想嘿嘿嘿那雙明亮的眼睛。

我會想像牠在天上看著我，用喵星人語跟我說牠現在過得很好，也喜歡我正在做的事。
每次每次，我都是這樣撐過來的。

# 法規上看起來最安全的添加物：色素

如果要我在眾多有風險的添加物中選出「黃金三角」，我一定會說果糖、色素、香精。僅僅這三樣、只需要這三樣，就能將製作食品的成本大幅降低，也能將農民辛苦的勞動成果完全架空。

而這之中，要說最沒有必要又讓消費者承受最大風險的添加物，第一個要提到的絕對是人工合成色素。

覺得人工合成色素聽起來很陌生？如果改成食用紅色六號、食用紅色七號、食用紅色四十號、食用黃色四號、食用黃色五號、食用綠色三號、食用藍色一號、食用藍色二號。會不會就覺得熟悉又親切了許多呢？

上味覺教育課時，我經常問孩子：「你們覺得拿芭樂做成冰淇淋，應該是什麼顏色？」

「綠色！」「綠色！」「淺綠色！」「粉紅色！」小朋友們爭先恐後回答。

「登登登登！這就是直接拿芭樂去打成的冰！」我從冰箱裡拿出正當冰的芭樂冰，那是一種帶著極淺灰綠的白色，說實話若用看的，我自己也覺得不好吃，雖然事實上爆幹好吃。

「咿？」、「怎麼不是綠的」、「老師你騙人！」

「是真的啊～哎呀你們動動小腦袋想一下嘛，芭樂裡面不就是這種顏色嗎？皮那麼薄只有一點點綠，打進去根本就看不到了，最後出來當然就是果肉的顏色呀。」我耐心解釋。

「那我們平常吃的綠色芭樂冰……」、「我還是不相信！」、「嗚哇哇哇！我要粉紅色的芭樂冰～」

「你們平常吃的綠色食品，蔬菜當然不算嘿，大部分是用一種叫做食用綠色三號的色素做的。除了會刺激眼睛、皮膚、消化道與呼吸道，引起過敏，也跟這裡還有這裡的癌症很有關係。」我拿出泌尿系統充滿癌變組織的圖，圖上寫著膀胱與睪丸腫瘤。

「呼，還好那兩顆我沒有。」一個小女生長舒了一口氣。

先來了解一個名詞，偶氮類色素。

它讓我馬上聯想到以下幾個關鍵詞：來自石油或瀝青的原料焦煤油、高風險、世界各國最優先被NGO挑戰或呼籲禁止、致突變性與致癌性。

然後再來了解一件食品界的大事：南安普敦實驗。

二〇〇四到二〇〇七年，南安普敦大學的 Stevenson 及其同事發表了三項具有里程碑意義的研究。

這個實驗由英國食品標準局委託南安普敦大學進行，針對六種食用染料：檸檬黃（食用黃色四號）、誘惑紅（食用紅色四十號）、麗春紅4R（食用紅色六號）、喹啉黃（台灣沒有）、日落黃（食用黃色五號）、胭脂紅和防腐劑苯甲酸鈉製作飲料。

實驗對象是英國懷特島上所有的一般兒童，分為三到七歲的幼幼組與八到九歲的學齡組。在飲料中添加上述色素與防腐劑，並與純果汁（安慰劑）進行雙盲實驗。

每項實驗都有超過一百名兒童參與，實驗前都進行無添加物飲食兩周。這場針對過動症的研究共分為三組。

第一組為幼幼組，使用日落黃、檸檬黃、胭脂紅和麗春紅4R各五毫克，與純果汁（安慰劑）組相互參照。

第二組一樣是幼幼組，分別使用混合物A（與第一組同樣總劑量的混合色素，但比例不同），混合物B（日落黃、胭脂紅、喹啉黃和誘惑紅AC各七．五毫克，總計三十毫克，等於加大劑量）與純果汁對照。

第三組為學齡組，同樣分為兩種混合物，混合物A與第一組相同但所有劑量加大一．二五倍總計二十五毫克，混合物B與第二組相同，但劑量加大二．〇八倍，總計六十二毫克。

第一組由家長對過動程度進行評分，第二、三組則由老師進行評分。

第一組幼幼組，從觀察量表上，團隊給出了過動症狀顯著增加的結論。

第二組幼幼組，由老師評分，結果與第一組相同，得到了過動症狀顯著增加的結論，但混合物A得到較顯著的差異。

第三組學齡組，同樣得到了過動症狀顯著增加的結論。混合物B得到了較顯著的差異。

與此同時，這六種色素在任何一組實驗中都影響了兒童的智力，嚴重時可導致兒童的IQ值下降五．五分。

南安普敦實驗可說是個里程碑，實驗結果公布後帶來了極大的影響。

在歐洲，食品製造者從此被要求在使用色素的食品上標註「可能對兒童活動和注意力產生不良影響」字眼。

在英國，食品製造者被要求盡量避免使用這些色素，改用天然色素與香精。

在美國，公共利益科學中心（CSPI）發起了大規模的請願，要求食品藥品監督管理局（FDA）禁止使用這些人工合成色素，並且獲得了媒體的關注與國會的支持。可惜最後在聽證會上，由於該實驗的主題不明確等因素，雖然大部分贊成人工色素與過動症有關聯，但對於最關鍵的全面禁止，卻以「需要更多研究數據」而擱置。

總之，南安普敦實驗雖然沒有導致各國全面禁止合成色素，但其中仍有部分「證據確鑿」的項目，受到若干先進國家的禁止。

一個一個看看這些我們覺得好熟悉的色素，國外的醫學報告怎麼說吧。

**食用紅色六號：人工合成胭脂紅、偶氮類色素。**

在體內經代謝生成β—萘胺和α—氨基—1—萘酚等強烈致癌物。偶氮化合物在體內可生成突變細胞、芳香胺類化合物，芳香胺被進一步代謝後會成為親電子產物與DNA結合而誘發突變。

會產生自由基，與體內物質代謝產生一系列活性氧（reactive oxygen species，簡稱ROS），活性氧會攻擊DNA造成氧化損傷。同時在加工過程中，會受到砷、鉛、銅、苯酚、苯胺、乙醚、氯化物等物質的汙染。

以上兩點，也幾乎是所有偶氮類色素的研究中都會提到的風險。

在一項針對泥鰍的動物實驗中，胭脂紅能不同程度地引起泥鰍微核細胞率和核異常率等遺傳指標的上升，表明胭脂紅對泥鰍紅血球具有一定的致突變作用，因此具有一定的遺傳毒性。

美國、加拿大、挪威已禁止在食物中添加。中國、歐盟、日本等國雖允許，但對其使用範圍和使用量都有嚴格規定。

以中國為例，可使用於櫻桃罐頭和糖衣，最大使用量為0.1 g/kg；在各種飲料、酒、糖果、糕點裝飾、青梅、山楂製品、醃漬小菜和蝦片中，最大使用量0.05 g/kg，在豆奶飲料、香腸腸衣和冰淇淋中，最大使用量為0.025 mg/kg。

**食用紅色七號，又名赤蘚紅。**

一篇由印度德里大學所做的研究使用了與人體有七十%基因相似度的斑馬魚為研究模型，結果表明：濃度為〇・〇五%的赤蘚紅具有胚胎毒性。赤蘚紅處理的斑馬魚胚胎孵化慢得多。赤蘚紅影響胚胎吸收蛋黃中的營養。mRNA表達以及生化分析表明，暴露於食用色素會誘導細胞質中的活性氧毒性大量上升。

另一篇發表於《Food and Chemical Toxicology》，可於公開網站ScienceDirect上查到的研究報告中這麼說：

「雖然赤蘚紅被批准用於食品、化妝品和製藥行業，但必須謹慎使用，因為它會破壞

DNA結構。……儘管允許使用，但赤蘚紅被描述為對兒童行為有影響，並由於碘含量高而干擾甲狀腺功能，它能抑制藥物代謝酶（人體代謝藥物等外來物質的酵素），抑制腫瘤壞死因子（TNF，可簡單理解為調節免疫細胞，具有抗病毒與抗腫瘤效果），同時具有高細胞毒性和細胞抑制作用。」

美國食品藥品監督管理局於一九九〇年對赤蘚紅實施了部分禁令，理由是研究發現，高劑量會在短時間內導致大鼠癌症。一九九〇年的一項研究得出結論，「長期攝入赤蘚紅可能通過TSH對甲狀腺的慢性刺激，促進大鼠甲狀腺腫瘤的形成」。

二〇〇八年六月，公共利益科學中心向食品藥品監督管理局請求在美國完全禁止赤蘚紅，可惜管理局沒有採取行動。

歐洲食品安全局和英國食品標準局限定，只能在櫻桃加工和寵物食品中添加食用紅色七號。

**食用紅色四十號，又稱誘惑紅，偶氮類色素。**

公共利益科學中心的文章指出，誘惑紅會引發過敏（有些人則不會），導致孩童過動。一些原本沒有過動症狀的孩子會產生坐不住或頻繁打斷他人談話的症狀，已經有過動症的孩童則會更嚴重。

誘惑紅同樣含有致癌成分，內含 p-Cresidine。據美國衛生與公共服務部指出，雖然沒有人體實驗，但有理由推測，p-Cresidine 是一種人類致癌物。

一項大鼠實驗證明，誘惑紅會抑制細胞、組織和器官的生長，尤其是在新生兒和非常年幼的兒童身上。它還會減少後代的體重、減少大腦的重量，並降低存活率。

誘惑紅曾一度在丹麥、比利時、法國、瑞典被禁用，直到這些國家加入了歐盟。在瑞士、挪威和冰島，八〇年代被禁用，之後修正為嚴格條件下的開放。

**食用黃色四號，又稱檸檬黃。偶氮類色素。**

是一種非常討喜的鮮黃色，和這本書的封面顏色滿像的。

在一個大鼠實驗中，餵食檸檬黃的老鼠表現出胃壁發炎。與其他偶氮類色素一樣，活性氧會損害肝腎組織，導致穀胱甘肽過氧化物酶（Glutathione peroxidase，簡稱ＧＰｘ，一種解毒作用的酶）、超氧化物歧化酶（Superoxide dismutase，簡稱ＳＯＤ，一種體內抗氧化作用的酶）和過氧化氫酶（Catalase，簡稱ＣＡＴ，同樣是一種抗氧化作用酶）水平下降，並引起基因毒性作用。檸檬黃會與ＤＮＡ結合並產生細胞毒性、基因毒性和致畸作用。

檸檬黃最有名的大概是導致過敏與過動。

一九五九年 Lockey 醫師已發表研究報告指出，檸檬黃會加重患者的蕁麻疹與哮喘症狀。另一個一九八二年的加拿大研究指出，對於敏感者，近二十%的人會產生過敏反應。

類似研究不勝枚舉。如果你試著在 PubMed 這類公開的學術研究網站輸入「Tartrazine」搜尋，你可能會驚訝於這種色素如此惡名昭彰，卻又如此俯拾即是、應用廣泛。

這裡實在沒辦法一一列出，但綜觀所有研究，被列舉並指出相關性的症狀包括：焦慮、偏頭痛、憂鬱症、視覺模糊、哮喘、發癢、四肢無力、蕁麻疹、窒息感等。同時，對阿司匹靈過敏者會更容易對檸檬黃過敏。

研究估計全美患有檸檬黃過敏症的總人數約為三十六萬，約占全美總人口〇．一二%。

二〇一八年，Diksha Bhatt 在《Food and Chemical Toxicology》發表以下研究報告：

若按照每日容許攝取量（ADI，Acceptable daily intake）餵食大鼠四十天，在第四十一天時解剖大鼠，將發現，即便按照每日容許攝取量標準，食用偶氮染料仍舊會對腦組織產生不利影響和改變，並導致氧化損傷。這種氧化損傷的機制，可能可以歸因於檸檬黃的偶氮裂變中，產生了做為代謝物的磺胺酸。

這也再次說明「只要按照國家提出的標準適量攝取，就不會影響身體健康」，自始至終都是屁話。

然而，即便有如此多的相關研究表明，檸檬黃這傢伙不像外表看起來那麼熱情善良，直到一九七九年八月，美國食品藥品監督管理局僅僅規定，所有內含檸檬黃的食品和處方藥都要在標籤上警示，並沒有全面禁止。中國對檸檬黃的含量規範，依據不同食品，約是千分之〇・五～〇・〇五。

**食用黃色五號，又稱日落黃。偶氮類色素。**

都講到這裡了，偶氮類色素「必備風險」你應該已經聽到耳朵長繭眼皮都快倒插毛了，這邊就不再提。

一個一九七七年的大鼠實驗中，研究者觀察到，大鼠生長遲緩、皮毛外觀雜亂骯髒。進一步提高日落黃到飼料的五%後，超過一半的大鼠在十四天內死亡。

另一個二〇一五年的實驗中，日落黃被證實了遺傳毒性與細胞毒性，當然也立刻引起了爭議。

最近期的、一個二〇二〇年的小雞實驗結果顯示，日落黃對小雞發育、脾臟、淋巴等系統產生了不良影響。

值得一提的是，在歐盟和聯合國糧農組織的指引中，日落黃的每日容許攝取量都是0.4 mg/kg。亦即六十公斤成人二十四毫克，二十公斤小孩八毫克。這在台灣的飲食中會不會超標呢？後面會提到。

約在二〇〇〇年，日落黃在挪威、芬蘭、瑞典被禁止使用。

在美國，日落黃的每日容許攝取量為3.75 mg/kg，遠高於歐盟建議量。

**食用綠色三號，英文名fastgreen，大多翻譯成固綠。三芳基甲烷色素。**

雖然不是惡名昭彰的偶氮類，但有些研究報告同樣非常驚悚。

一九八六年，A K Giri 等人發表於《Cancer Letters》的報告指出：針對食用藍色二號、甲醯胺黃（台灣沒有使用）、固綠、亞硝酸鹽的小鼠實驗結果中，所有色素都會引發細胞畸變，而且色素與亞硝酸鹽會產生協同作用，而這可以歸因於亞硝胺的形成。

一九八八年，S K Das 等人的研究報告，針對小鼠長期餵食混有食用藍色二號、固綠FCF和亞硝酸鹽的觀察顯示，與蒸餾水對照組相比，所有染料和亞硝酸鹽組別，不管單獨或混合餵食，染色體畸變程度顯著增加。

另外，使用色素和亞硝酸鹽的組合會產生疊加效應，加劇畸變程度。

二〇〇二年，Johannes A van Hooft 在《Neuroscience Letters》發表的研究報告說，固綠影響了海馬迴中神經傳遞的頻率，並會抑制神經傳遞介質的釋放。

除了上述研究報告，固綠對眼睛、皮膚、消化道和呼吸道都有刺激性。

歐盟及一些國家已經禁止使用固綠。

**食用藍色一號，又稱亮藍。三芳基甲烷色素。**

這是一種非常古老的色素，也被應用在醫學領域的細胞染色。

在食物上，我通常喜歡古老一點的東西——那代表有更多專家研究過。如果還在人類的世界被食用，也許就比較安全吧？

然而，早在一九六六年就有學者利用大鼠研究過亮藍的毒性。醫師和毒理學教授人手一本的《毒理學與應用藥理學》（*Toxicology and Applied Pharmacology*）期刊中，由 WA Mannell 等人發表的報告提到，五隻狗接受了二%亮藍混合餵食，一隻在十七天後死亡，四隻在兩年內死亡。三隻狗接受一%混合餵食，一隻在四十六周後死亡，另一隻在垂死狀態下被安樂死。不僅如此，每周向大鼠皮下注射三十毫克亮藍，注射部位都產生了纖維腫瘤。

二〇〇〇年由 H Ashida 等人在東京發表的報告中，使用培養大鼠的肝細胞與六種色素（赤蘚紅、誘惑紅、人工胭脂紅、亮藍、檸檬黃、固綠，也就是前述講到的所有色素），投以色素混合物觀察肝細胞的代謝：

「食用色素混合物本身顯示出細胞毒性：細胞活力降低，糖異生（肝臟儲存肝醣的能力）和尿素生成活性降低。

「食用色素混合物明顯增強了 Trp-P-1（色胺酸熱解物，具有高致突變性與致癌性）的細胞毒性。

「我們觀察到，使用的食用色素減少了肝細胞中糖異生和尿素生成的活動。這些結果表明，每天攝入人工食用色素可能會損害肝功能。」

二〇一二年 Toyohito Tanaka 發表的學術研究〈亮藍FCF對小鼠生殖和神經行為的影響〉結論中提到：「本研究中使用的亮藍FCF對小鼠的神經產生了一些顯著影響」，以及「高劑量組雌性的平均運動時間顯著加快（躁動）」。

另外，台灣也有相關論文。美國自然醫學會亞洲辦事處教學示範中心、好樣診所醫師李德初曾發表〈食品添加劑過敏與病症〉，論文中統計，台灣人最容易過敏的添加物分別是食用藍色一號（七十一．八％）、味精（五十九．二二％）、大麥麥芽（五十四．三七％）、食用黃色四號（五十二．四三％）、蔗糖素（三十三．九八％）、食用紅色七號（十七．四八％）。

歐盟規定亮藍的每日容許攝取量為 6 mg/kg，相當於六十公斤成人每日最多攝取三．六克，二十公斤孩童每日最多攝取一．二克。

**食用藍色二號，又稱靛藍胭脂紅。**

這裡得先了解艾美氏試驗（Ames test）這個名詞，又稱為細菌回復突變試驗或安氏突變試驗，這是美國人艾姆斯博士（Bruce Ames）一九八三年提出的突變物測試方法，此法檢測出了一百七十五種已知之致癌物。

艾美氏試驗的作法是，把經過逆轉菌種（revertant）的沙門氏菌暴露於待測物中，由於經過逆轉的菌無法存活於缺乏組胺酸之培養液中，若將逆轉菌培養於內含待測物但無組胺酸試液之中，該逆轉菌卻能利用培養液中葡萄糖合成組胺酸而存活並生長出菌落時，表示該待測物具有基因突變之作用，能夠將逆轉菌回復為原菌種。

簡單說，就是運用特殊的菌株，對一項物質是否可能致癌或導致細胞突變做前期檢測。

一九九八年 A Ozaki 等人的實驗中，使用了食用紅色四十號、藍色一號及二號進行了艾美氏試驗。最後得出結論：藍色二號具有致突變性，也能夠損傷DNA。

目前歐盟規定，靛藍胭脂紅的每日容許攝取量為 5 mg/kg，相當於六十公斤成人每日三克，二十公斤兒童每日一克。

關於這些色素，其實還有好多好多故事、好多好多報告、好多好多由消費者團體發起的呼籲我都沒有寫到，卻已經打字打得眼花撩亂。

要知道，這些結論都是扎扎實實依據科學實驗方法，經過同行審核，以論文或研究報告的形式發表出來的。

很可惜的是，有許多國家的人民，依然為了成就食品集團的霸業而「努力食用中」。

明知道有毒、是不好的東西，各國政府——我說的是，比起北歐那些人權國家，更偏向資本主義的國家——仍然不願意正視色素的風險與可怕。到底有什麼神奇的阻力呢？有些國家禁止了幾項、有些國家禁止了大部分。許多國家雖未禁止，但嚴格限制添加項目與添加量。

寫到這裡，也終於可以說這句話了。

「那些色素的每日容許攝取量多少都不重要，鬼島有鬼島的玩法。」

而且是一個絕對閃耀、全世界都追不上的存在。

為什麼這些色素讓生活在台灣的我們感覺如此熟悉？

因為生活在台灣的我們，幾乎能在八成以上的包裝飲料、包裝零食，甚至主食的麵條、各種熱食、肉類或海鮮加工品，不管是包裝的還是現做的甜點中看到它們，可說是遍地開花、充分攝取。

前述八種個個糟糕的色素，為什麼能夠占據台灣食品加工的絕對主導地位？

這可能得說說台灣特殊的國情。

這些合成色素家族，都是從民國七十六年台灣第一版食品安全衛生管理法頒布起，就一直准許使用的「老朋友」。

無論時空環境怎麼更迭，國外的醫學和消費者團體如何大聲疾呼，這幾樣色素，依舊如如不動的寫著「本品可依製作實際需要適量使用」。除了生鮮肉類、生鮮魚貝類、生鮮豆類、生鮮蔬菜、生鮮水果、味噌、醬油、海帶、海苔、茶等不得使用，其他食品都可以用。

三十幾年來，都可以「無限量」使用。

下方及左頁三張圖取自台灣衛生福利部食品藥物管理署。

| | | | | |
|---|---|---|---|---|
| 1 | (九) 著色劑 | 食用紅色六號 | Cochineal Red A (New Coccin) | 本品可於各類食品中視實際需要適量使用。 |
| 2 | (九) 著色劑 | 食用紅色七號 | Erythrosine | 本品可於各類食品中視實際需要適量使用。 |
| 3 | (九) 著色劑 | 食用紅色七號鋁麗基 | Erythrosine Aluminum Lake | 本品可於各類食品中視實際需要適量使用。 |
| 4 | (九) 著色劑 | 食用黃色四號 | Tartrazine | 本品可於各類食品中視實際需要適量使用。 |
| 5 | (九) 著色劑 | 食用黃色四號鋁麗基 | Tartrazine Aluminum Lake | 本品可於各類食品中視實際需要適量使用。 |

| | | | | |
|---|---|---|---|---|
| 6 | (九) 著色劑 | 食用黃色五號 | Sunset Yellow FCF | 本品可於各類食品中視實際需要適量使用。 |
| 7 | (九) 著色劑 | 食用黃色五號鋁麗基 | Sunset Yellow FCF Aluminum Lake | 本品可於各類食品中視實際需要適量使用。 |
| 8 | (九) 著色劑 | 食用綠色三號 | Fast Green FCF | 本品可於各類食品中視實際需要適量使用。 |
| 9 | (九) 著色劑 | 食用綠色三號鋁麗基 | Fast Green FCF Aluminum Lake | 本品可於各類食品中視實際需要適量使用。 |
| 10 | (九) 著色劑 | 食用藍色一號 | Brilliant Blue FCF | 本品可於各類食品中視實際需要適量使用。 |
| 11 | (九) 著色劑 | 食用藍色一號鋁麗基 | Brilliant Blue FCF Aluminum Lake | 本品可於各類食品中視實際需要適量使用。 |
| 12 | (九) 著色劑 | 食用藍色二號 | Indigo Carmine | 本品可於各類食品中視實際需要適量使用。 |
| 13 | (九) 著色劑 | 食用藍色二號鋁麗基 | Indigo CarmineAluminum Lake | 本品可於各類食品中視實際需要適量使用。 |

《食品添加物使用範圍及限量暨規格標準》之附表一〈食品添加物使用範圍及限量 第（九）類著色劑〉

不要小看這句「本品可依製作實際需要適量使用」，這意謂「免責」，添加過多吃上官司的問題，壓根不會存在。

我觀察到，台灣有些食品財團背景的食安媒體最常用的說詞，正是「只要不攝取過量，就不危害健康」。對化工稍有涉獵的人會說：「化合物都有毒，重點在攝取量」，這句話我十分同意，正因如此，世界各國都嚴格限制色素的每日容許攝取量。然而，若一個國家對添加量不設限，對國人平均攝入量從沒有相關研究，「不過量就無害」的論點，當然也就完全無法成立。

有一個故事，是我最為她感到驕傲的一位前員工。

她是一個非常幹練的女孩子，當時我幾乎每天都鼓勵她創業，最後甚至讓她在店裡販賣自己品牌的甜點，這邊就暫且叫她小Y吧。

某天小Y氣呼呼地從外面進來：「怪酥，我跟你說，我今天去補習超生氣的！」那時候她正在上認證班，準備考取國家烘焙師的資格。

「什麼事情氣到臉都發酵了，和麵包超人一樣。」我正在料理秤上一點奶油一點水果的開發那年的草莓口味。

當時正當冰第一間店已經順利開幕了一陣子，小Y自己的品牌也正準備提上菜單。

我還記得，那時小Y對我說：「賣甜點一定要有證照，我要在店裡賣，不能害你不合法，所以我先去報名一個認證班喔～」因此去上了課。

「我今天和我們講師吵架！」小Y氣ㄎㄎ地說。

「蛤？妳很有種耶！敢跟講師吵架。」我瞪大眼睛盯著她。

「他今天教我們做蛋糕，一下加色素一下加香精，我真的受不了，我連沾到手都覺得噁心，就直接在課堂上問他。『老師你知道色素和香精都是化學合成，原料都是你不敢吃的東西，而且都會致癌嗎？』你知道老師怎麼回我？」

小Y當過正當冰的員工，我對於添加物的看法與研究，多多少少影響了她。

「老師回答『那妳知道我鞋子穿幾號嗎？』」我回答。

「吼～怪酥不要鬧，我真的很生氣。老師竟然很跩的說『我教你們的是可以省錢，可以生存下去的方法。不然在這邊學完，出去開店立刻就倒了，妳學這個有意義嗎？』，怎麼可以這樣？我們在這邊辛辛苦苦撐，苦口婆心叫大家不要吃添加物，結果國家考試的題目竟然用添加物來做！」小Y簡直氣炸了。

「呃……我覺得，妳老師說得其實也算滿有道理的……」記得當時我這麼回答。

使用天然食材做生意得把牙咬得多酸，在正當冰開店草創初期，小Y可說是從頭到尾的見證者。但她還是勇敢創業了，在附近開了一家甜點店，和正當冰一樣堅持不用化工添加物。

如果當時那位老師有機會看到這本書，我想說：「我活過第九年了，還沒倒，她也應該六年以上了。」

回到正題：一個國家級考試的標準教程，完全忽視添加物的風險，教學員使用最糟的添加物。

假如我們整天都在外面買食物，添加物沒有限量添加。那我們、我們的孩子，吃到的色素會不會超標？

三十幾年來，更多新式的、基於天然提煉的，較安全的色素不斷面市，例如$\beta$－胡蘿蔔素、核黃素（維生素$B_2$）、葉黃素等，但這些色素反而不易見到廠商使用。為什麼？

以核黃素（維生素$B_2$）來說，雖然製備一樣是化學製程、一樣使用有劇毒的原料。但至少至少，它是人體本身所需營養素的一員，也屬於普遍認定安全的水溶性維生素，可以藉由尿液排出。這樣的色素，使用量卻限定是萬分之一？（見下圖）

| | | | | |
|---|---|---|---|---|
| 21 | (九)著色劑 | 核黃素（維生素B2） | Riboflavin | 1. 本品可使用於嬰兒食品及飲料；用量以Riboflavin計為10mg/kg以下。 2. 本品可使用於營養麵粉及其他食品；用量以Riboflavin計為56mg /kg以下。 |

再看看電腦族每天都吃的葉黃素，使用量千分之二十五。（見下圖）

上述兩個例子說明，對於一般小型食品加工廠、小店家來說，如果你不幸知道了人工合成色素有風險，不幸又很有良心的想使用「天然系色素」，卻在使用時不小心手抖了一下，很可能面臨巨額罰金，使用最糟的化工色素卻完全不用擔心這些有的沒的。

你是店家，要用哪種？

最危險的（但最便宜）色素不限量，較安全（但成本較高）的色素卻嚴格限制，這不禁讓人疑惑，這部食品安全衛生管理法，到底在保障誰？

| | | | | | | |
|---|---|---|---|---|---|---|
| 26 | (九)著色劑 | 葉黃素 | Lutein | 1. 本品可使用於食品之裝飾及外層、調味醬；用量以lutein計為25mg/kg以下。 2. 本品可使用於糕餅、芥末、魚卵；用量以lutein計為15 mg/kg以下。 3. 本品可使用於蜜餞、糖漬蔬菜；用量以lutein計為10 mg/kg以下。 4. 本品可使用於冰品、零食點心（包括經調味乳製品）；用量以lutein計為7.5 mg/kg以下。 5. 本品可使用於不含酒精飲料、調味加工乾酪、魚肉煉製品、水產品漿料、素肉、燻魚；用量以lutein計為5 mg/kg以下。 6. 本品可使用於湯；用量以lutein計為2.5mg/kg以下。 7. 本品可於食用之乾酪外皮、腸衣、特殊營養食品中視實際需要適量使用。 | 生鮮肉類、生鮮魚貝類、生鮮豆類、生鮮蔬菜、生鮮水果、味噌、醬油、海帶、海苔、茶等不得使用。 | 09033葉黃素 Lutein |

# 小農的故事

講正當冰和小農間的故事之前，首先想談台灣農地汙染概況。而一講到農地汙染的歷史濫觴，不得不提彰化地區與電鍍工業。

依據台灣區表面處理工業同業公會統計，全台一千多家電鍍工廠有三百家以上集中在彰化，大約占了四成。

從一九四〇年代開始，隨著戰後對建築五金的需求，彰化日漸林立許多家庭式的電鍍小工廠。

一九七〇年代，在當年努力衝高ＧＤＰ、拚出口，「客廳即工廠」政策推動下，更多家庭式電鍍工廠開始以聚落方式成形，彰化南瑤路甚至一度擁有「電鍍一條街」之名。

到了一九八〇年代，全台已經有三千多家電鍍廠，但其中未取得合法工廠登記的兩千六百多家，占了總體八成以上。由於土地取得成本低廉，絕大多數工廠在選址時，都將目光放在農地。

直到這個階段為止，整整四十年時間，對於汙水處理、環境保護、土地汙染等問題，政府從未做過整體且有效的規劃。

終於到了一九八二年，著名的桃園鎘米事件爆發，累積多年的問題才如雨後春筍般接連爆炸開來。

如果沒聽過「痛痛病」，那你肯定很年輕。但在我成長的那個年代，痛痛病不是新聞，不是電視裡的卡通影片，而是真真實實，即便每天在家吃飯都得擔心受怕的陰霾。

鎘中毒——或者應該說重金屬中毒——將嚴重傷害肝腎功能，造成衰竭。以鎘為例，將引發軟骨症、痛痛病，是一種極度疼痛的疾病。砷中毒引發的烏腳病同樣讓人生不如死，人體屬於末梢的手指和腳趾全都會發黑潰爛發炎，最後只能截肢。

但這些問題，到了文明進步的千禧年後，想必已經不復存在了，對吧？

二〇一四年七月，彰化和美三十四筆農地接受環保局檢驗，竟然檢測出二十九筆不合格，有重金屬超標問題，不合格比例八十五%。

這僅是不合格比例。若進一步擴大統計汙染範圍，三百九十八筆土地中，受汙染兩百二十三筆，總面積四十四公頃。土壤中的銅、鉻、鎳和鋅，超過管制標準兩倍多，台灣人聞之色變的鎘則超標了三倍之多。

農作物若檢查後有汙染都會被直接剷除銷毀，國家對農民也會有相應的補助計畫（當然比不上正常銷貨收入），但這些農地過去從未接受檢驗，上頭種植的農作物，也早已被你我吃下肚。

二〇一五年八月，嘉義縣調查站在台南學甲大灣段開挖調查，確認農地掩埋大量爐渣。幸運的是這塊地只種過一期農作，種出了四萬兩千公斤稻米。

當事者農民喊冤：「我的米有送檢！鉛、鎘、汞都未超標！」

爐渣所涉及的主要汙染是鉻。鉻雖不容易累積在白米中，卻很容易累積在糙米中。鉻有劇毒與腐蝕性。急性中毒會造成皮膚鉻潰瘍、鼻中膈穿孔、吸入過敏性接觸皮膚炎、胃腸出血性胃腸炎、急性腎衰竭或肺水腫，一般人只要攝入一到兩克就會致命。

上述這些，常規檢驗卻無法驗出，也凸顯了以下問題：常規檢驗其實無法協助我們確認食物的安全性。

為什麼工廠會汙染農地？又為什麼工廠帶來的汙染難以杜絕？

表面上來看，是高昂的汙水處理費用、處理設備，讓許多工廠以設置暗管、汙水直排灌溉溝渠的方式來壓低成本。

追根究柢來看，灌溉水源與工業排水無法區分開來的真正原因，則是土地利用的規畫無法將農地與工廠完全區分開來。農地設工廠的沉痾，積重難返。

農地汙染的問題是否都已經攤在陽光下了？未來是否不會再爆出排放廢水、爆出工廠以非法方式將汙染物交給「取得成本相對低廉」的農地「消化吸收」？

你我都清楚，只要工廠緊鄰農地，在利益最大化的誘因下，距離「最後一次」農地汙染，台灣還有很長的路要走。

二〇一六年新政府輪替後，當權者曾信誓旦旦要終結農地違章工廠亂象。二〇一六年五月二十日設為分水嶺，此後的違建工廠即報即拆，此之前的違章工廠則有條件輔導合法。然而，新增的違章工廠不減反增。據地球公民基金會統計，五月二十日至年底新增的未登記工廠，竟高達兩萬四百零六間。

二〇一九年《工廠管理輔導法》修訂版發布。到二〇二一年五月公布的修正辦法，讓六千家違章工廠就地合法。

與此同時，如果能繳交五十%土地現值的回饋金，還能將所使用的農地變更地目為「特定事業用地」。好喔，但周邊還是農地呢，要一起變更嗎？

以現況論，大量產業外移，即便許多工廠早已沒有營業生產事實，現今是撐在那等。等到變更地目、地價井噴，天外飛來一筆橫財。

做為消費者，我們似乎只能做著不切實際的祈禱，把主動權交給農地工廠的經營者，祈禱他們不會再為了節約成本，設置暗管，把廢水排進農地溝渠裡。

現階段，農地汙染是我們無法面對的問題。

做為正當冰的經營者，我只能上山下海跑，到處尋找無毒耕種的小農，盡可能地從像花東縱谷這樣沒有工廠的農業集中區，尋覓我們認為足夠安全的農作物。

這不只是正當冰的艱辛，也是對所有重視食材安全生產者的懲罰。

農民的困境不只於此。

此處想概略介紹一下各種農法，並加上我個人基於對該農法的認知所做的各個面向評分，方便大家理解。

**慣行農法**

追求最高產量、最佳賣相。化肥、農藥，來者不拒。產量與賣相雙雙頂尖，對於土地和生態的破壞同樣頂尖。

如果有機會實際比較慣行農法與無毒或有機農法種出來的農作物，你應該會發現，慣行作物「比較難吃」，屬於該作物的特有味道，例如哈味，也相對薄弱。

讓許多農民欲罷不能一直採用的最大原因是，種植相對簡單。

產　　量：★★★★★　　耕作者風險：★★★★★
外　　觀：★★★★★　　消費者風險：★★★★★
作物口味：★★★　　　售　　價：★★★
耕作難度：★　　　　環境汙染：★★★★★
耕作成本：★★★

**有機農法**

屬法定名詞，生產過程須合乎不灑農藥、不施化肥、不用抗生素、不破壞生態等規範，且必須取得驗證單位的認證，依法標示，才是合格的有機產品。

然而，這其實也是許多小農無法轉作有機的原因。由於必須面對審查，周遭只要有慣行農使用同一條灌溉水渠，甚至噴灑了農藥被風力傳播，花大錢的認證就會報銷。

另外，有機農法可以化約為一種認證。後面敘述的無毒農法如果取得認證，也一樣能被稱為有機農法。

簡單說，只有一大片土地與灌溉系統都是你一個人的，才有可能生產出符合規範的有機農作，門檻極高，田僑仔才玩得起。

產　量：★★★　　耕作者風險：★
外　觀：★★★　　消費者風險：★
作物口味：★★★★　　售　價：★★★★
耕作難度：★★★　　環境汙染：★★
耕作成本：★★★★★

**無毒農法**

指生產過程比照有機栽培方法所生產，包含農、漁、畜之產品，無化學藥劑殘留。由於未經驗證單位認證，故產品無法標識認證標章。

屬於一種比較折衷的農法。省去了認證成本，農作售價可以比較親民。也不必一大片田都是自己的，雖然還是有可能受到農藥汙染，但比起直接噴灑，殘留量要低得多。

最大問題是，台灣沒有折衷版的無毒認證。

以正當冰為例，我們的認證法和《盜墓筆記》一模一樣，那就是帶著鏟子去田裡挖土，第一步必須能挖出蚯蚓雞母蟲。夏天晚上開車到農田旁熄火聆聽，若能聽到蟲鳴蛙鳴，大致上可以證明這個農民沒灑農藥，農田裡有屬於自己的生態圈。

產　　量：★★★　　耕作者風險：★
外　　觀：★★★　　消費者風險：★
作物口味：★★★★　售　　價：★★★
耕作難度：★★★　　環境汙染：★★
耕作成本：★★★

**自然農法**

分成不同派別，依大自然法則耕種是共同原則，順應節令、不施化肥、不使用除草劑、以相生相剋的大自然法則來減少病蟲害，也就是害蟲怕什麼就放什麼，例如草蛉……讓土地恢復原有活性。

自然與有機最大的差異在於，有機農業耕作時會施用有機肥，但自然農法實踐者連有機肥都不用，除草也只使用蓋稻草或塑膠布的方式處理。

正當冰的香水檸檬和夏季的夏雪芒果都是來自自然農法的供應商。此農法最大的困難是，種植前需要花上好幾年時間養地，培養地力，而且從開始種植到第一次收成的「收入空窗期」更長。好處是一旦養地成功，放著隨便長，對人力要求很低。只不過產量同樣很「感人」，也就是完全不穩定，極少大收。

自然農法的農民大部分都有點「自暴自棄」，很多是玩票性質，或是主要收入完全不在農業、對金錢需求也低的半退休人群。

自然農法的田地可說一眼即知。看似雜草叢生一片荒地，其實是試圖營造「一棵檸檬樹真正在自然界生長時的模樣」。

同樣一種水果，自然農法種出來的經常擁有最大的反差萌。最醜的外表，卻有最美味的內在。嘗過那麼多農法種出來的果物，我毫無疑問會把最上等的口味五顆星給自然農法。

產　　量：★　　耕作者風險：★
外　　觀：★　　消費者風險：★
作物口味：★★★★★　　售　　價：★★★★★
耕作難度：★★★★★　　環境汙染：★
耕作成本：★★★

接下來要說的故事發生在花蓮。正當冰有個配合多年的小農好朋友阿文，幾乎是我們需要什麼他就幫忙種什麼，換命相挺的那種。

正當冰雖然所有產品都來自真實的農作物，但直話直說：吃得懂好在哪的客人，不多。單一農作物一年能叫的量了不起幾百斤，和食品集團契作成噸成噸的消耗，完全不是同個量級。

正當冰和阿文沒有打契約，他盛產，我們就努力銷。銷不完，他自己也想辦法賣。出狀況了減產，我們就不賣。我沒對他殺過價，他也沒賣我貴過。完全是命運共同體，就像資本主義盛行前村子裡的「關係經濟」那樣。

阿文對我說過幾個故事，或許可以幫助大家了解今日農民的困境。

我一年總會去阿文家拜訪幾次，蹭一下阿文媽媽超好吃的農家菜，什麼九層塔、木鱉子、鹹豬肉……就連大草魚都是自家院子大池塘生產。從事餐飲業這些年來，要說體悟過什麼最真的真理，無非是食材好，就能迸發驚人的美味。

至於自家生產的蔬果為什麼好吃，這得從阿文的種植方式講起。

有次阿文幫正當冰闢了一片洛神園，我們漫步在田埂上時，我好奇問他。

「阿文，我看你們這一區幾乎都是慣行農，你為什麼想改做無毒農法？」

阿文對無毒農法有著近乎信仰的堅持。三十出頭，敦實的身材非常忠厚老實。住在鳳林老家，和爸爸一起務農。

「哎呀看太多了啦……鄰居也有啦、我自己親戚長輩也有啦，噴農藥噴一噴，四五十歲就肺腺癌鼻咽癌什麼亂七八糟癌的一大堆。」

「ㄚ怎麼知道是噴農藥造成的？」我又問。

「簡單啊，噴得多的癌症多，噴得少的癌症少，防護做齊全的得病晚，在那邊假勇口罩手套不戴的就得病早，噴最兇的死最早。每次看你粉絲團一堆酸民在那邊講要科學證據，你在這邊看三十年，什麼證據都不用啦！」阿文嘆了一口氣接著說：「我爸爸以前也慣行，我真的很怕他哪天也一樣，就硬是洗腦他轉無毒，到現在偶爾都會被念沒產量價錢差……但連我阿母都說，無毒種出來的東西真的特別好吃。」講到他那好手藝的媽媽，阿文又眉飛色舞了起來。

「這和人到一個年紀就會發現，沒塑膠味的女生才漂亮一樣。」我拍拍阿文的肩膀。

「靠夭勒，」阿文笑了。「我自己是覺得，給作物時間，不要為了長得快化肥『硬共』才會有好味道。農藥其實也會影響味道，但大部分人都吃不出來。」

「欸真的，和接吻吃到口紅一樣覺得怪怪的。」

「靠夭。」

「啊東西好吃就可以賣個好價錢，又不用花一堆錢買農藥肥料，這不是雙贏。」我又說。

「哩叭噗啦！」阿文直接打臉：「你知道傳統通路，交到拍賣場就是先分級，有傷有蟲叮先打到下級去，和上級的價錢至少差個兩三倍。打個比方啦，檸檬下級一斤收購價才十塊，上級可以到三十或四十塊。」

阿文講的我知道，農民一般因為沒有銷售管道，水果只能交給運銷公司或合作社這類銷售組織。一般來說，農作會被分成三等，價格也直接分成上中下。分級的時候可沒在管你什麼農法多含辛茹苦，就是外觀和甜度定生死。

可是，好吃的構成，並不是只有能被測量的甜度決定的，不然吃砂糖不是更快？非慣行農法更厲害的「果味」實為無價之寶——無法被計算價格，不會帶來收益那種「無價」。

「那交合作社不就虧死？」我問阿文。

「對啊，所以做無毒的少啊，做無毒的你就要自己想辦法賣掉。」農民好多都不善言辭，叫他們自己打通路，真是要了他們的命。

「買個水果外觀是重要個屁喔，好吃比較重要好嗎。你看，就和我娶老婆一樣……」我不免替阿文發出不平之鳴。

阿文知道我又要歪樓，趕緊打斷我：「好吃又看不到。再說，為了好看，真的是什麼都不顧了。唉～」

阿文講的事情我也略懂略懂，主要就是農藥問題。

我不說你不知道，台灣有一個全球第一的頭銜，那就是「農藥使用量」世界第一。二〇〇一年時每公頃九．七公斤，二〇一八年已是全球第一名的十七公斤。

這是什麼概念？

以巴拉刈為例，按照半數致死量（ＬＤ50）來推算，口服一〇〇毫克就能殺死一個成人，十七公斤已足夠幹掉十七萬個成人。比喻得誇張點，大概就是這樣。

農藥大致上分成以下幾類：有機磷、氨基甲酸鹽、環雙烯類、苯氨基甲酸鹽、三氮肼類、苯脲類、硫代氮基甲酸鹽、苯胺等。

這些農藥大多具有生物積蓄性，有的會透過母乳傳給下一代、有的可以長年儲存在脂肪細胞中等著被你吃下肚、有的會被你累積在身上等待一生一次「轟轟烈烈的爆炸」，然後絕大多數都是致癌物。

以上，沒有要介紹農藥，僅僅只是告訴大家，除了自然農藥如苦楝油、辣椒水這類，農藥幾乎都是「這樣太危險~」。

相對於農藥的危險，另一個概念叫「安全採收期」。雖然在我來看，安全採收期的概念本身就不太安全。

舉個例子比較容易了解。假設某農藥剛施用時檢測葉面是三PPM，每天測量都會減少〇．五PPM。對害蟲防治有效最少需要〇．五PPM，經「動物實驗」對人體無害的「推估標準」是〇．四PPM。那麼安全採收期就會定在第五天〇．五PPM時，而不是農藥完全無法檢出的第六天。

換言之，滿足安全採收期才採收的農作物就一定無農藥殘留嗎？不一定。

再者，所謂檢測，並不是掏掏多啦A夢的口袋，高舉某個儀器並說「農藥萬能檢測機！」，把農產品放進去「逼逼」就能明察秋毫，也不是每一個送交農作物的場所都配備全套高科技儀器。

目前台灣採取的法子中，較嚴謹的叫做化學法。檢測包含「使用機器破碎樣品」、「使用溶劑對樣品上殘留農藥萃取」、「淨化萃取溶液」、「儀器檢測分析」、「數據研判」等五個步驟，大約可以分析三百七十三種農藥，但是得在做成萃取試劑時沒有雜質干擾，否則誤判也是稀鬆平常。一台高價儀器一天最多能夠檢測的項目約為四十項。送驗一項費用四千元，最快三天。

等驗回來，水果都爛了。想也知道，這不會是你我放進口中蔬果的主流測試方法。

一般果菜市場採用的是「生化快速檢驗法」，標榜快速便宜，一件樣品只需要十分鐘，成本八元。

生化檢驗法是從家蠅的頭部提取出一種叫做乙醯膽鹼脂酶（AChE）的酵素，此酵素對於有機磷和氨基甲酸鹽這兩類殺蟲劑的神經毒性具備敏感度。對，僅此兩類。

然而，生化法能夠檢驗出來的這兩類殺蟲劑，早已不是台灣農民的「愛藥」，只占農藥總用量十五%。換句話說，有八十五%農藥根本驗不出來。

為什麼會如此脫節呢？只因為此法從一九八五年就使用至今。其實還有很多法規都是古董級，不過這些只能留待以後有機會再說。

另外，如果要完全符合安全採收期的規範，隨著有效濃度的降低，農作就有被害蟲「破相」的風險。

偏偏農作外觀是決定價格的最主要因素，價差至少兩三倍。一車水果載上去，沒破相收三十萬，有破相收十萬，直接血本無歸。

與此同時，整整三十六年都用同一種快篩法，而這種快篩法只能判讀出十五％兩大類的農藥濫用。

聰明如你，如果身為農民，會怎麼做呢？

然後政府還說，農產品都統一管理，逐批檢驗，請民眾安心食用。

你覺得，我們會吃到有農藥殘留的蔬果，還是沒有殘留的？

啊，每次講到台灣的食安，因為天會黑一邊、我會很生氣，總是不知不覺就講多了。

再回到我與阿文的對話場景（跳一下）。

「剛講到哪了？」我問阿文。

「講到為了外觀有很多可以做手腳，然後你就像中邪一樣握緊拳頭在那邊氣到發抖。你不要嚇我啊，有病要看醫生捏。」

一回神，我這才發現阿文站的位置退了好幾步。

「來來來你不要怕，站回來，我保證不起乩。那阿文我問你，你收入比起你爸應該好多了吧？畢竟少了農藥的開銷？」

我們信步走到了阿文的芭樂園，這真是一片漂亮的園子。每顆芭樂樹都相隔一百多公分隔出寬闊的走道，斜陽透過葉片的縫隙閃耀著點點金光，地上拉出長長的樹影，散起步來非常愜意舒適。

樹上點綴著無毒農法田地裡最好認的裝備——黏蟲罐。一個牛奶罐或寶特瓶，上面噴了黃黃很像鼻涕的東西，裡頭裝水配重，每棵樹吊幾罐，上面會黏滿果蠅蚊蟲，應該還滿有效的，但絕對沒辦法和農藥比，還是經常出現被叮咬過的農作。

這種時候只能使用B計畫，套袋。阿文的芭樂園，從每一個芭樂剛成形時，早早就套好了袋子。

「唉……」阿文仰望天邊斜陽，深深嘆了一口氣：「你有看到這個樹頭嗎？」他的腳踏上一節短短的樹幹。

那是一節已經枯死，但根還深深扎在土裡，大概只剩四十公分的樹樁。

「嗯？你把誰埋在下面了嗎？」

「幹，」阿文啐了我一聲，接著說：「這棵，是我們園子裡長得最好的芭樂樹，也是最老的一批芭樂樹。小時候和我姊我妹玩捉迷藏，我都是靠在這棵樹上數到一千五。」（喂！數太多了吧！是要躲到變失蹤兒童嗎？）我強忍心中的吐槽，畢竟面對的是有點感傷的阿文。

他接著說：「你一定很好奇，好好一棵充滿回憶的樹，為什麼要鋸掉。」（不！我沒有！我比較好奇你姊你妹有平安長大嗎喂你倒是告訴我啊！）

「……以前我爸的年代，一個人顧兩百、三百棵樹。到了我，變成一個人顧不了一百棵。」

「是因為改無毒農法，人工變多了嗎？」我看著每棵樹上幾十個塑膠袋，想像著透早就拿著樓梯一個一個套得密不透風的場景，深深覺得將來我兒子要是跟我說他要做無毒農民，我一定打死他。

「不只……」阿文接著說了一個讓我夢魘成真的故事。

在我爸的年代，這片芭樂園種得密密麻麻，是在這裡玩捉迷藏躲太好整個村子來都找不到的那種。

那時候，兩棵樹的距離最多只有三十或四十公分吧？

樹種得太密，害蟲就會多，這棵樹長了害蟲就會跳到另一棵樹。但其實沒差，反正藥噴下去都死光光。

種大顆小顆也沒什麼差，反正收購是照重量算的，所以肥料開銷也不大，主要就是農藥而已，採收也是一次工全部採光，省事得很。

那時候很流行辦桌，辦桌桌上一定要有的兩種飲料就是柳橙汁和芭樂汁。所以芭樂種再多都有人收，種好種壞也沒差，種美種醜太生太熟也沒差，撞爛了也沒關係，反正一車一車收走都是榨成汁，裝滿一車就是固定多少錢。

那時候我爸收入穩定多了，照顧又輕鬆。幾天來噴一次藥，半個月或一個月來施一次肥，其他時間還可以去顧稻米顧香蕉顧柳丁顧火龍果，收入好得很，所以才能把我養大。

後來，不知道是不流行辦桌了還是怎樣，來收芭樂的人不再來了，收柳橙的人也不再來了。要送果菜市場的話，外觀就要顧了，不能再這麼密，就開始一棵一棵鋸、一株一株打藥毒死，香蕉樹柳橙樹一棵又一棵推倒。小時候有好幾棵我有感情的樹被推倒時，我記得我還哭了。

再後來我接手，水果市場變得愈來愈注重外觀，每顆水果都要種得超完美，一點蟲疤都沒有才能拿到上等價。我要是水果一定幹繳：「啊你是當我塑膠做的逆，都不會有傷？」

想一想，我乾脆不出給市場了，自己想辦法擺攤賣掉，也不用農藥和化肥了，自己一個人來掛黏瓶子，自己套袋，自己載去市區，自己聯絡像你這樣願意用我們水果的店家，自己蹲在路邊賣……每一天都是太陽沒上山，我已經上山。太陽早下山，我累到快出山。

至於合不合乎人力成本，我們這一輩農民，沒人敢去算啦。

阿文沉重的一口氣說完了整個故事。

我細細思索後，小心翼翼問他：「啊你姊你妹最後有被翻出來嗎？」

「靠夭喔！」

剛認識阿文時，他剛接家裡的農活沒幾年，滿懷理想的想做農村生活體驗、想發展自己的無毒農產品牌，整天全心全意想把家裡的事業發揚光大。

根據二〇二〇年主力農家所得調查結果顯示，農家平均每戶所得總額一百四十六．七萬元，農家平均每戶人口三．五六人。

其中農業所得四十九萬元（占三十三．四％）、受雇受薪四十六．二萬元（占三十一．五％）、經常性移轉收入三十一．七萬元（占二十一．六％）。

這表示一家農戶裡，一人一年只能分配到四十一萬兩千元，折合月薪三．四三萬。看起來好像還行？

但請注意，月收入裡有一萬八百零四元來自受雇薪資，一萬一千四百五十六元來自農業收入。這表示，絕大部分的農民，都是用「打兩份工」的方式支撐家計。

阿文就是活生生的例子。大清早四五點起床去田園做些雜工，到了八九點正常上班時間，他又騎著摩托車噗噗噗地去附近的米廠幫忙包裝。米廠的工人大多是農民，於是米廠順應民情，訂了個比較早的下班時間。下午阿文又噗噗噗的騎回田裡，趁天還沒黑再做些農活。

米廠也自由，若有東西需要收成，阿文就會請假，再自己載到市場買。晚上回來陪陪小孩，陪爸媽看個電視，邊看電視邊做些農活，挑種子、去洛神花籽之類的，每天都是榨乾最後一點體力才上床。

這種日子，阿文已經太習慣了，但這樣加起來差不多就是三萬多塊，和家裡其他人口一平均，可能連兩萬都不到。

畢竟這是一份平均過的統計，如同「每對父母平均有一顆蛋蛋」一樣，這份統計裡，也囊括了許多擁有好幾甲地的富農。

之所以列舉這份二〇二〇年的統計，只是因為比較新，而這已是近年來最好看的數字。如果往前回溯些，以二〇一四年為例，一戶農家平均所得約為一百零二萬元，戶內就業人口年平均收入不足三十萬，等於月入兩萬五千塊。且每戶農家全年所得裡，僅有二十二萬元來自農業收入，等於做農一個月多五千多塊，其他都靠兼差。

這樣的收入，甚至還沒扣掉各種農業資材、動輒幾十萬元的農業機械。

不難想像，這造成了年輕人不願務農、休耕（荒廢）農地比例超高的台灣農業普遍現象。

台灣的從農人口平均年齡雖然逐年降低，但依然保持在六十歲以上。

以前還有個諷刺的名詞叫「千歲團」，意思是農民們大多老了，收入微薄沒錢請工。到了收成時，常常是附近鄰居組團搶收。今天大家一起收你家，明天再一起來收我家。這樣一個十幾人的小團體，加起來經常超過一千歲。

在中國，農民平均四十四歲。美國老一點，五十五歲，還是比台灣好些。

另一方面，台灣的總耕地面積正快速下降。

一九七七年達到高峰的九十二．二萬公頃後，就像溜滑梯似的來到了二〇二〇年的七十九萬公頃，整整消失了十五%，足足十三．二萬公頃。十五%看似不多，實際上的面積大概是一萬一千五百座台北大巨蛋。

如果換算成台灣最權威的標準單位，大約可以鋪滿一千六百五十億盒營養午餐。

消失的農地並不是被退後的海岸線吞沒，而是飛漲的房地產、工業園區、農地工廠……在各種「更有賺頭」的地目變更下消失了。

你或許會想，消失就消失了啊？有差嗎？說不定就是產量太夠了才不需要那麼多田？

來，解釋一個名詞：糧食自給率。

糧食自給率是一個國家糧食安全與避險能力的指標。一旦發生糧食危機或世界性災變、戰爭導致運輸有困難時，糧食自給率愈高，啃樹根人吃人的事件發生機率愈低。我個人直接視為「一個國家的危機意識」。

糧食自給率只計算熱量，也就是能提供「生存」所需的農作物。

世界上糧食自給率超過百分之百的國家有美國、加拿大、法國、德國、丹麥、匈牙利、泰國、越南、緬甸、柬埔寨、寮國、哈薩克斯坦、烏茲別克斯坦、土庫曼斯坦、巴基斯坦、蘇丹、敘利亞、巴拉圭。

超過九十％的國家有中華人民共和國、印度、俄羅斯、巴西、英國、土耳其、奧地利、捷克、波蘭、白俄羅斯、玻利維亞。

超過七十五％的國家如印尼、菲律賓、伊朗、愛爾蘭、烏克蘭、希臘、保加利亞、羅馬尼亞、摩洛哥、南非、奈及利亞、坦尚尼亞、馬達加斯加、尼加拉瓜。

以上有已開發也有未開發國家、有大陸型也有海島型國家、有政治情勢很穩定也有不穩定的國家，但就是沒有任何一個像台灣這麼「樂天」的國家。

台灣這隨時可能會打仗的地方，自給率一直都在三十％出頭徘徊。

台灣另一個很有趣的政策是休耕補助。每公頃土地每年九萬元，每年花費超過一百億元公帑做為休耕補助。

當初這政策的背景？簡化來說是，台灣要加入WTO，農民反彈「都進口就好了啊我還種個屁」，「好呀不然你不要種不要忙，我給你錢你休息」。

在台灣，每位農民的平均耕地面積是一．一公頃。做得要死大概收十到二十萬，放著休耕可以領九萬，還能找個薪水高一點的全職工作。誰還要種田？

休耕補助政策推出五年後，全台灣休耕面積從六．三萬公頃一路直線上升到十六．七萬公頃，並且年年攀升，目前時常保持在二十萬公頃以上。

於是，台灣愈來愈少的七十九萬頃耕地，要再扣掉四分之一來領休耕補助。

另一方面，每人耕地面積（arable land per person），指的是每個國民有多少耕地負責為他生產糧食與農作物，也可以象徵一個國家是「重農」或「輕農」。

台灣GDP世界排名二十一，此處列舉台灣的前三後三，也就是第十八名到二十四名國家的「輕農」程度。

台灣是〇・〇三五公頃／人，第十八名瑞士是〇・〇五一公頃／人、第十九名土耳其是〇・二八公頃／人、第二十名沙烏地阿拉伯是〇・〇九八公頃／人、第二十二名伊朗是〇・二三公頃／人、第二十三名波蘭是〇・三公頃／人、第二十四名瑞典是〇・二七公頃／人。

這些GDP和我們差不多的國家裡，有冷得要命難種得要命的、有家裡有石油的、有鐘錶說第二沒人敢說第一的、有面積和台灣差不多的，但就是沒有比台灣更「輕農」的，好像台灣人不用吃農作物就能活似的。

欸，也對，吃化工食物就能活，沒錯。

順手再列一些國家的數字給大家參考。澳洲二・一五公頃／人、法國〇・三三公頃／人、西班牙〇・三六公頃／人、德國〇・一四公頃／人、義大利〇・一五公頃／人。

台灣的水果出口量其實年年攀升。從二〇〇六年的七・五萬噸、二〇一一年的九・五萬噸、二〇一六年的十一・七萬噸，再到二〇一九年的十六・七萬噸。

若以二〇〇六年做為基數，二〇一一年為一・二六倍，二〇一六年為一・五六倍，二〇一九年為二・二二倍。

若同樣以二〇〇六年為台灣水果生產量的基數，二〇一一年為一・〇四倍，二〇一六年為八十三%（產量減少），二〇一九年為九十一%。

耕地面積與產量年年減少，出口噸數卻年年增加，彷彿說明了一件事：台灣水果的內銷，是否年年降低了？

由於並沒有類似「台灣家庭年消耗水果量」的數據，我也無法一口咬定，但我並不覺得這些年吃的水果有比較少。畢竟以近幾年連超商都開賣切好的水果盒來說，各種你家附近就有的中小型量販店也開始陳列水果，可以說，人們取得水果變得更加方便快捷了，實在無法想像，減少的消耗量會出自家庭。

那麼，是哪個領域開始不使用水果了呢？

前些日子和一位老冰友聊天，主題是「無法堅持初衷讓我覺得很難過」。

「我原本想賣愈便宜愈好，讓就算是不富裕家庭的小孩，也能毫無壓力的吃正當冰。」

「咦？純水果做的一球，平均價七十塊還不便宜嗎？」冰友很驚訝。

「你已經用了『天然勢必比較貴』這個觀點來錨定了呀，當然覺得不貴囉。」我說。

「那不然要用『怪酥酥看起來髒髒的所以不能賣貴』來錨定嗎？」冰友笑倒。

「其實農產品不應該這麼貴的，這是因為台灣的農業政策大有問題，不過這就說來話長了。」我嘆了一口氣。

講一件大家都有感的事。在台灣買水果，或者各類農產品，好像一年貴過一年。從相關數據其實可以明顯看出，產量減少、出口增加，在物以稀為貴的大前提下，不管是家庭或如同正當冰這樣的小型生產者，取得原料的成本都會愈來愈高。但在目前的產銷體系之中，提高的價格卻無法回饋給農民，導致青年務農意願降低。農地工廠汙染與農地不斷被挪作他用，也造成農民取得土地的成本節節升高。

而這苦果，又返回到我們所有人身上。以前雞排想吃就吃！自助餐想夾就夾！現在一邊買，每個人都在心中一邊計算等等要被收多少錢。

自助餐一夾好幾百元的新聞此起彼落、食材稍微好一點的店家「靠夭爆幹貴啦！」的負評接到手軟（對我就是在說正當冰），每次類似新聞一出來，網民總是毫不思考就攻擊店家：

「啊菜漲價就貴，菜跌價的時候怎麼沒看你賣便宜？」

「哪個做老闆不是家裡好幾棟房子？」（啊我的房子哩……QQ）

在這樣的農業規畫下，店家只能說自己成本高，因為這就是事實。但說久了也沒人信，乾脆就不說了。就這樣賣吧，賣到有天成本扛不住了，再收一收去打工。

這或許也是為什麼財團愈巨大的國家，中小企業比例愈低的原因之一吧？對立的是小店家的老闆與消費者，利潤是大型財團整碗端。

小老闆們也只是社會裡的「弱」，大家就別再弱弱相殘了吧……

因為沒有確切數據，我不能說農產品的本地消耗低，是因為「大量使用色素香精的食品工業既奪走了土地，又架空了農民的生計」。但我可以確定，若能大幅降低「超級化工食品」的比例，台灣農業嚴重失衡的狀況、農民的生活、你我的生活，才有好轉的可能。

# 李小貓的故事

這是整本書我最怕講到的一個故事。它和添加物主題一點屁關係都沒有，是那種交稿後編輯會搔搔頭覺得莫名其妙的主題。

但是我又很想講。如果沒有隔幾年說一次，我真怕記憶裡的風與氣溫會漸漸模糊，直到我忘了所有的細節、忘了他。

如果要說正當冰是我後半生努力的方向，那對於我的一半人生來說，他是最重要的兩個「人」其中之一（另一個是最近才「不幸」成為我老婆的捷妮）。

「李小貓，尖端生物的結晶，是一隻人性化的萬能老大貓。眼神BLUE，無肉不能。」如果命運之神要介紹他出場，大概會一邊丟丟丟丟的播放背景音樂，一邊這樣介紹吧？

二十歲時，我遇見了他。

「我想養一隻貓耶」，當時的女朋友這麼對我請求。那時我們和幾個朋友一起合租一層位於新莊的公寓。

「好像可以喔。但要怎麼得到？」當時的我對貓沒有好惡，只有兒時記憶裡幾道牆上一閃而逝的影子。我既不覺得牠們迷人，也不覺得牠們有什麼陰險渾球之類的負面標籤，畢竟我還沒開始養嘛。

「好像有些動物醫院有給人家領養的！」女友說道。

我們當時都沒有品種迷思，二十歲也窮得不曾上過好一點的餐廳。買一隻貓不在考慮之中，倒不是有什麼領養代替購買的高尚情操。

那天下午，我和她騎著摩托車，開始一家一家動物醫院探頭進去問：「你們有給人家領養貓嗎？」

一路問到了板橋大觀路，有一家動物醫院說：「有喔！剛好有一窩小貓可以領養！」

那是一窩和中猴一樣扣扣丟的小毛球，印象中有兩隻魚骨斑紋，另外兩隻有著小鴨般淺黃色的毛。

我們一靠近，牠們全巴著玻璃籠子，喵喵喵喵地拚了小命往上爬。

「咦？牠們為什麼這麼激動啊？」我問，同時也覺得滿好笑的。

「牠們其實知道你們想領養喔，很努力的想去個好人家呢。」看起來非常和藹的醫生說。
「那妳比較喜歡哪一隻？」我轉頭問。女友端詳了好半天，指著其中一隻鵝黃色的小貓說：「這隻吧！好像鴨子好可愛喔～」
「是噢，」我說：「可是我覺得這隻的條紋很好看耶。」
「那你問屁喔。」

那真是命運的一抓。
我把當時只有一個巴掌大的李小貓撈了起來，白色的肚子，灰黑色條紋的背，翠綠色的眼睛靈活地東張西望。
接著，我發現了一件不得了的事：「欸欸欸欸！為什麼牠是小豬尾巴啦哈哈哈哈！彎成一個鉤子耶！」我笑翻了：「這樣是不是洗完澡可以直接掛在晒衣繩上面晾乾哈哈哈哈！」沒養過貓的我那時講話真有點白目。
「那個叫做麒麟尾喔，是天生的，會帶財呢。」人很好的醫生使出菜市場式推銷話術。
「嗯，不喜歡。我還是喜歡貓咪要有一條長長的尾巴。」我把魚骨紋小貓放回去，轉頭把女友說喜歡的鵝黃色小貓撈了起來：「這隻是真的滿可愛的。」

我把鵝黃小貓遞給女友的同時，發現了一件事。
「欸欸欸欸！」我趕忙叫女友看：「妳看剛剛那隻！」
剛才被我放回籠子的那隻小貓正失望地走回籠子角落趴下，趴下同時還老氣橫秋地從鼻孔嘆了一口氣「哼～」。
「挖靠！」超驚訝的我把女友手上的鵝黃小貓依樣放回籠內，結果鵝黃小貓只是像個小智障一樣繼續不停地巴著籠子中猴。我每一隻都試了一次，只有一開始那隻魚骨紋窩在角落正眼都不瞧我一眼，一派智障叢中的臭跩智者樣。
「真的假的！牠好像真的知道被淘汰了耶。」女友同樣驚呼。
「哈哈哈哈有沒有這麼現實啦，超好笑的，醫生！我就要領養牠！」
真的，我沒有用小說筆觸誇飾，這傢伙就是這麼聰明。
女友很喜歡魚骨紋小貓，他也真的是個超級聰明的小渾蛋。
我要是提雞肉飯回家，他就會來接門，在你腳邊又叫又跳（當時養貓知識超貧乏，會把雞肉飯裡的雞肉過個水餵他）。要是沒買東西，他就窩在床上，一臉「沒帶東西你好意思回來啊？」
女友每一次起身他都不動如山，但如果剛剛說了「開個罐頭給他吃好不好」之類的話，他會立刻在她腳邊跟前跟後，甚至順著褲管爬到她肩膀上，全程監督她開罐頭。

他還小的時候，我和他發明了好幾種遊戲，每一種他都玩得起來。例如「手掌衝浪」，就是把他放在手上，然後我微微傾斜，他會盡力保持平衡，能撐一十秒沒有掉下來我就會稱讚他：「喔喔！李小貓好強！」。他也會一臉臭跩的樣子。或者是「半獸人與人類反抗軍的巷戰」，我會在房子裡一直跑，跑過轉角找掩護，用手比成手槍的形狀對著他「PiuPiu!」，然後他會假裝刀槍不入的慢慢走過來或是斜四十五度很開心蹦蹦跳跳的追上來（我稱為流氓走路），我繼續跑直到走投無路，接著他跳起來，對著我的小腿巴下去：「呃啊！我死了」，倒地，然後他就會很得意的踩上我的胸口，用他的扒糞手來按按我的臉，檢查我有沒有呼吸之類的。

還有一個遊戲比較靜態，應該也算不上遊戲。當時我們住在三樓，有一大片窗戶。自從有一次我抱著他打開窗戶，他目不轉睛盯著底下來來往往的車子以後，他學會巴著窗戶喵喵叫我。「又要看車車了喔？」我一把把他抱起來，打開窗戶，他可以乖乖一看半小時。

賴床戰爭，我從來沒有贏過李小貓。

那時候的他每天都和我們睡同一張床，或許是還小充電快，每天早上七八點就早早睡醒，跑來踩我臉試圖叫我起床陪他玩或弄東西給他吃。

「唉唷！把拔還要睡啦，昨天打RO打太晚了啦……」我用棉被蓋起頭裝睡。

「鏗啷！」一不算小的破碎聲。我從棉被縫隙偷瞄，三百度的近視依稀告訴我，桌上的馬克杯摔在地上碎了，兇手是一團灰黑色的小毛球。小毛球竟然推動了一個和自己差不多重的杯子！

「幹……」雖有點不爽，但實在太想睡了，我繼續蒙著頭，想著等等起床再掃。

「匡啷！」我再次把棉被掀開一條縫。這次是生日時朋友送我的一條擬真巨大鱷魚造型菸灰缸，正在地上 Cosplay 拼圖。

「幹！」縱使當下我心中有一萬頭草泥馬奔騰，但幼稚的爸爸就是有種不服輸的好勝心。

「叩叩叩叩叩叩叩……」某個東西滾落在地上的聲音，我當場跳了起來：「李、小、貓！」

我的相機摔在地上，本來負責「我來組成頭部～」的鏡頭再也無法維持合體狀態。李小貓像風一樣溜得不見蹤影，找了一兩個小時也找不到。

直到我氣消了，他才慢悠悠的、不知道從哪裡一臉臭跩的晃了出來。

那時的他才幾個月大。

在自己也沒有察覺的情況下，我在二十歲時當了一回「爸」，用著超擬真爸爸的心情，養育了一個和我完全不同種族的半獸人長大成精。

再後來，我當了兵。每個當兵男生的皮夾都會放照片。現充*的放女朋友，單身的放愛田由。我皮夾裡放的是李小貓，每天都會拿出來看看，想他想得要死。

後來，你們也知道，年輕人的戀愛總是太不成熟。退伍了，我和當時的女友也分手了。李小貓被帶回了前女友家，我開始每天不停地想念他。

有天，前女友打電話來：「我媽說，李小貓會抓沙發，問你能不能接手？」

「好啊。」掛上電話，「李小貓幹得好啊！」我不禁在心中如此吶喊。

李小貓這時已經是一隻一歲多的大貓了。他仍然超級聰明，而且很有種，還比一般貓大一圈，足足有七、八公斤。那時我媽很多朋友會帶狗來我們家，不論是黃金、拉拉還是月月，沒有哪一種大狗的頭他沒巴過。紅貴賓博美吉娃娃，則是直接巴翻過去。

後來朋友的狗一牽進我家，看到李小貓直接尾巴就夾起來發出慘叫，狗爪抵著門框死不

---

＊註：現充，現實人生充實，日本來的外來語，大概就是魯蛇的反義詞。

進門。

而我，正在剛出社會的階段。一邊上班，一邊自修程式語言準備認證考試。我人生中的大多時間都是工作狂，其實一天沒有多少時間能陪他。

還好我身邊總是不乏女朋友，李小貓也堪稱公關大師，每一任女友都愛他愛得要死。不管是分手的痛苦還是交往的喜悅，身邊的人會換，但身邊的貓永遠是同一隻。

跟一隻動物朝夕相處會逐漸改變你對動物的看法。我家很傳統，奶奶聽說我和李小貓一起睡，很生氣地念我：「那是畜生捏！怎麼可以跟畜生睡？」

原本我也認為動物和人有分別，但慢慢地，你會明白，這個小毛球的腦袋裡其實裝了各種奇奇怪怪的想法。慢慢地，就算再不願承認，你也會發現，他的喜怒哀樂，跟隨著你的喜怒哀樂。你好或不好，他比你更早知道；你好或不好，他一樣賴在你身邊。慢慢地，你發現心裡有了一處他的貓窩。他一直住在那裡，無論何時何地，他都在那裡。

於是，我開始思考起命運。

如果李小貓沒有遇見我，他會怎麼活過他的一生？會去流浪嗎？會挨餓受凍嗎？如果當時選了那隻小鴨黃，那我就不會遇見李小貓，不會知道一隻貓能夠占據一個人心中那麼大的位置，簡直比花豹還大。

但也說不定，我會像愛李小貓一樣愛他兄弟小鴨黃，但我們的命運錯過了，走向了不同的岔路，這一生都不會知道和他相處會發生哪些故事。

有了這樣的想法後，再看到街上過得不好的流浪狗、流浪貓，竟開始有了不一樣的感受。

就是這樣一個有點形而上的想法，我開始接觸動保。

有時候假日會前往收容機構幫忙，家裡也開始出現一些暫住的中途貓。

我經常目睹一些傷狗病貓，或看到人們怎麼對待動物。

例如，貓狗踩中了人放的捕獸夾，當我們找到放捕獸夾的人，試著和他溝通，告訴他這樣違法時，可能得面臨械鬥等級的衝突。

例如，最常見的是農地噴了超重的農藥，老鼠死了，貓又去吃。看到這種，有時候都會猶豫該不該救。大部分會不停地吐血痛苦死去，很少一部分就算救了回來，肝腎都已全毀，每天都要用好粗的針輸液（等於簡易洗腎），再活也沒幾個月，而且每天都很痛苦。

例如，以前有些非法繁殖場，平常採取無人看管的模式避免被抓，報警警察也不大想管。好不容易有警察陪同前往，救出時種狗的模樣常叫人一輩子做惡夢。大多渾身屎尿黏著潰爛毛皮，聲帶被割，叫聲就像恐怖片裡鬼在後頸上的哈氣。

有的已經死在籠子裡腐爛發臭。有的因為沒有活動，指甲沒有磨損一直長，最後彎曲刺進自己的腳掌裡，腳潰爛，截肢。

許多狗狗，一聽到人講話稍微大聲一點，直接尿失禁。動保前輩說那叫「嚇破膽」，是曾被打到瀕死的動物才會有的反應。

又或者，我見過一對慈眉善目的老夫妻，帶著一隻眼睛有白內障的老狗來收容所辦棄養。我很客氣的問他們為什麼？太太說：「就老了啊，開始會生病了，很花錢。」

我說：「可是你們已經養了十幾年了不是嗎？」說話間，土黃色的老狗用白濁的眼睛緊緊盯著老先生，老先生走到哪，他也顫顫巍巍跟到哪。

「是呀，也養牠十幾年了耶！花很多錢了欸。」同樣一句話，竟有兩種截然不同的詮釋。

「不會捨不得嗎？」我不放棄地追問，又突然覺得好像是廢話，馬上改口：「可是牠好像很捨不得你們耶？」

「照顧牠這麼久了，夠了啦。」太太好像察覺了我不是收容所的公務員，只是民間義工在試圖阻撓棄養，最後有點生氣的說：「有來辦棄養沒有丟在路邊很好了啦！」

送養市場一樣現實，漂亮的動物都很容易送，那隻老狗，前輩看了一眼直接說，這沒機會了。

當時還有安樂死。兩個禮拜後，老狗的心臟被扎了一針，死了。死時臉上流出了兩行眼淚（這其實很常見）。牠一定到死都在問，自己做錯了什麼吧？

這些事情讓我開始思考，人類到底帶給了動物什麼？又帶給了自然什麼？

日子一天天過，我步入中年，李小貓也開始出現老態，年輕時澎澎如大雞腿的後腿變得又乾又癟。

那時的我又跑到新莊租了一層公寓，和當時的女友住在外面。只要手頭沒有很趕的案子，動保圈朋友需要幫忙，我就會帶一些沒地方住的貓回家中途。

每次帶小貓回去，李小貓倒是不錯，看得出來他像個嚮導，帶著小屁孩滿屋子亂轉，好像是在說「吃飯在這邊」、「尿尿棒賽在這邊」、「肉泥在這個抽屜，等你長大我再教你怎麼開」。

有次我帶回一隻剛斷奶的小公貓，白色底色加灰色條紋，長得超有氣質，但也特別笨，剛來那兩天經常搞不清楚去哪裡尿尿，搞得我一下班就是拖地。

那時李小貓已經沒有每天進房間陪我睡了，我猜主要是因為我的睡覺時間太不正常，有時候拿案子回家趕到兩三點，周末又都在家看電影或打電動搞到好晚。

但他還是超級聰明。他會觀察我今天忙不忙。如果我比較有空，時間到了就會自己在臥室門口「喵！」，配合他那會說話的眼睛，我就知道意思了。

那幾天他都沒有表示要進來，我也就讓他在外面陪小貓睡。

到了半夜，我突然聽見小貓慘叫，叫得有夠淒厲。我以為小貓被什麼東西夾到了，咻一下跳下床。

「李、小、貓！」映入眼簾的是李小貓咬著小奶貓的背，壓在牠身上。

「你在幹什麼啦！怎麼可以欺負小孩勒！#@%#$#」李小貓被我一頓罵，委屈巴巴的縮回他的位置，長嘆了一口氣，就像當初我和他相遇時那樣。

「奇怪了你耶，我以為你是大人了怎麼還這樣，嘖！」我滿肚子氣的回房繼續睡。

第二天晚上，一模一樣的場景。到了半夜，我又聽見小貓淒厲的叫聲。

「吼～～李小貓！你知不知道半夜被吵醒我就很難睡了啊！」我還沒打開房門就開始罵，但一打開房門卻被眼前這幕驚呆了。

李小貓一樣咬著小奶貓的背，卻是把小奶貓叼進了貓砂盆。他非常小心翼翼，又彷彿在思考應該怎麼弄才不會把小孩弄痛。畢竟是隻結紮了的大公貓，從來沒當過奶爸。

一直到小心翼翼把小奶貓放下後，他才轉過頭來，看著剛剛還在大爆氣的我，一副「阿是看懂了沒？要不要道歉？」的表情。

我坐在地上，拍拍枕頭叫李小貓過來睡。

「嗯，爸爸錯怪你了……」

「哼！」李小貓從鼻孔噴了一口氣，顯示他雖然有夠不爽，但還是原諒了我。

「難道他是不想讓我每天回家拖地，才想教小貓上廁所的嗎？」我不禁這樣想。

那時候，我家總共有三隻貓，一隻領養的黃咪咪，公貓，由於會亂尿，一天到晚被李小貓揍。

另一隻是我和李小貓的小女兒，李朵拉。每天和李小貓就是噁心巴拉的抱在一起你舔我耳朵我舔你耳朵。

她也是我帶回家中途的，因為看得出李小貓太喜歡她了，而朵拉活脫脫就是貓的身體裝著貼心小女兒的靈魂，又乖又黏人又漂亮又聽話，我捨不得還給愛媽，就自己留了下來。

李小貓年輕時是一隻開朗調皮但很懂事的貓。後來，李朵拉也算紅顏薄命吧，三四歲就得腹膜炎死了，這又是一個好長好長的故事了。總之，李朵拉死後，李小貓的眼神就變了。變得深邃，好像更有智慧，卻也再沒有了飛揚跳脫。

後來，我創了業，開了第一家店，那時李小貓已經十三、十四歲了。現在正當冰花蓮店進門左手邊的沙發區就是他每天會待的位置。

店裡開始中途貓，也多添了好幾隻店貓。李小貓好像理所當然地成了統領全店的老大。看到有貓不乖想亂尿，走過去就是一巴掌。縱使其他貓比他更年輕力壯，卻也沒人敢含扣。

店裡有小貓進來中途，就是李小貓發揮專長的時候。

他會好像要示範給其他店貓看那樣，走進大家的目光裡，示範怎麼抱著小孩幫他洗頭、清耳朵，怎麼把小孩騙睡，怎麼帶小孩吃飯上廁所……為了安撫剛斷奶又失去媽媽的孩子，他甚至會側躺下來，獻出自己的奶頭給小貓吸。

他從來沒有兇過來中途的貓，彷彿他就是知道，中途是怎麼回事，而他喜歡我們這樣做。

我一直以為，覺得他好有智慧、好有威嚴，是全世界最特別的貓，但這大概只是身為多年老爸我的移情作用。

萬萬沒想到的是店一開下去，「李小貓心理醫師工作室」也跟著開張。

已經看過太多太多次了，員工下了班不回家，躺在沙發上，頭靠在李小貓旁邊，窸窸窣窣不知道在說啥。

「你在幹嘛？」我用看肖ㄟ的眼神看著員工。

「吼！你不要來偷聽啦！我在跟李小貓說心事！」「你是中猴喔？」

後來竟然連客人（大部分是附近兩所大學的學生）都會在下午最沒人的時段來店裡，躺在李小貓旁邊，窸窸窣窣「說心事」。

甚至連當時的女朋友、現在的老婆捷妮，也會躺在李小貓旁邊「說心事」。

見鬼了……

我真的不知道為什麼，但李小貓就是有一種，任何貓，甚至包含他爸我都沒有的「智慧的光芒」。

你只要見過他，很短的一段時間裡，你就會相信，不管你說什麼，他都懂。你沒說出口的，他也懂。

雖然李小貓已經相當老成，但我還沒。

我還是會鬧他，故意惹他生氣，他氣到不行從我手咬下去，我就裝哭，他會立刻放口，用一種看到白痴的眼神看著我。我也不時創造出一些新遊戲。

有個新遊戲是這樣。

那時我和捷妮已經在一起幾年了，他還是會在想和我們睡的晚上，在房門口喵喵地催我們睡覺。

三人一上床就定位，捷妮拍拍身邊的棉被，「來李小貓今天和媽媽睡」，李小貓乖乖趴到媽媽指定的位置去。我就會故意大聲說，「好啦～翅膀硬了啦，老了啦，都不記得當初是誰把你養大了啦。」

李小貓一聽，馬上從媽媽的被窩裡探出頭來，瞪大眼睛用一副「你現在在演哪齣」的眼神盯著我。

「唉啊～了然啦，有了媽就不要爸了啦，枉費我和你十幾年感情。」我故意假裝生氣，翻身背對他，好讓他看不見我偷笑的臉。

「喵～」李小貓從被窩走了出來，趕緊跑到我面前瞪了我一眼，然後找了我的被子縫鑽進去。意思大概是「好啦好啦陪你啦，你是在幼稚三小？」

「唉……李小貓，現在是誰幫你挖貓砂？是誰每天放飯給你吃？誰動不動就開罐頭？」捷妮發現這招竟然有用，立刻開始有樣學樣。

「……」李小貓從我的棉被裡探出頭，下巴靠著我的手臂，用萬般無奈的臉盯著捷妮。

「你爸每天跑來跑去，有關心過你嗎？」

我!?

「上次你甩頭甩到耳血腫，是誰每天帶你去看醫生？你上次尿床，是誰洗床單，讓你今天進來有乾淨床單可以睡？」捷妮兩眼盯著天花板，假裝哀莫大於心死，繼續加強火力。

「=_=」李小貓使出了蜻蜓眼，不甘不願地從我被窩裡爬出來，往捷妮走去。

「唉～～～」我又開始唉。李小貓還沒走到定位，轉頭用「幹你還來？」的眼神盯著我。

「對啦對啦，照顧三年的人比照顧十年的人偉大啦，都不知道是誰把你從老鼠那麼大養到現在和豬一樣肥。啊，忘恩負義啦～我阿嬤說的沒錯啦，貓咪都忘恩負義啦！」

「哼……」李小貓長長嘆了一口氣，直接一屁股坐在我們兩個正中間，把頭埋進兩顆枕頭中間的縫隙裡，一副「你們兩個智障不管再說什麼我都不想聽了，老子兩邊都不睡了棍！」

「哈哈哈哈哈哈，」我和捷妮同時爆笑起來，一人一邊抱住李小貓。「鬧你的啦！」

捷妮常常說：「李小貓真的和你很像，很聰明又很有威嚴，唯一不一樣就是他是個超級暖男，你連他一％都沒有。要不是太喜歡李小貓，我才不要跟你在一起。」

接下來的故事，很多都是透過寵物溝通師轉述的。我知道有些人壓根不信這些，很巧，我也是，但直到一件事情後，迫使我不得不信。

李小貓一天天老了，那年，他十八歲。我記得他十五、十六歲衰退得很明顯時，我已經預感到，他或許很快會離我而去。

事後回想起來很壞心，但那時我會對他說：「李小貓，等你十八歲爸爸帶你去考駕照嘿，你要活久一點喔。」

「李小貓，我要是以後生了小孩，你會幫我顧小孩對吧？顧小孩你專門的。」

他每天睡覺時間愈來愈長，體力也愈來愈差，大概椅面的高度而已，他已經跳得很吃力。有幾次他和我們睡，睡到一半尿失禁，我和捷妮半夜跳起來，人仰馬翻的善後、整理，但沒有罵他。

那以後，他就再也沒有到房門口催我們睡了，即便我要帶他進房睡，他也會掙扎著跳下床，躲回自己的小窩。

有天晚上，李小貓竟然久違的坐在房門口，對著我「喵！」，我知道那是「今天我要一起睡」的意思。

雖然有點喜出望外，但隔天一早要去偏鄉送夢想冰淇淋，對一向晚睡的我來說風險已經很高，如果李小貓又尿失禁，肯定很慘……

我蹲下來對他說：「再等一天明天再來啦？爸爸明天要早起。」

「喵！」李小貓瀟灑地走了，一點也沒有死纏爛打。

第二天我一早就出門了，活動接近尾聲時，員工非常著急地打電話給我：「李小貓剛剛跑出去！」

「蛤？跑去哪裡知道嗎？」我急忙問，心裡深覺奇怪。店裡有兩隻店貓很喜歡偷溜出去放風，但不包括李小貓，他一次也沒有試圖溜出門，這麼宅的老貓，怎麼會跑出去？

「已經被我抱回來了，別擔心。但我今天上班去二樓陽台洗圍裙，他很著急地竄出去！然後跳到洗衣機上，對著外面大叫，叫得好淒厲，我好害怕。」

「真的好奇怪。那他現在呢？」

「回去他的老位置躺著睡覺了。」連六十公分的椅面要跳都很困難了，一百公分高的洗衣機，他怎麼跳得上去？

我心中隱隱覺得不安，不知不覺加快了車速。

只差五分鐘路程到店裡時，電話響了，員工告訴我，李小貓走了。

「他突然、嗚……」一口氣喘不過來，冰友剛好、嗚嗚、在店裡，就開車載他去看醫生……就、就來不及了嗚嗚……」

員工哭得一句話都說不完。

「好，我知道了。」掛上電話，車速反而慢了下來，慢得誇張。

捷妮什麼都沒說，她知道我為什麼開了好久，還開不到家。

他被裝在一個塑膠盒子裡。我抱著他到我家供奉的地藏菩薩面前，替他誦了一部有夠長的地藏經。那是我第一次讀完那部經。

捷妮一副六神無主的樣子。剛好那陣子有個認識多年的冰友在學寵物溝通，她和李小貓也很熟。捷妮 Line 了她，告訴了她這個消息。

「你們想不想問他還有沒有什麼願望，有什麼想說的？我可以幫忙。」冰友很貼心的詢問我們。

「好，」從來不相信這些的我，可能因為對冰友的熟悉與信賴，答應了。

冰友說，他又恢復成健健康康的樣子了。冰友沒看過年輕時的李小貓，覺得他很神氣。

我們問他，為什麼早上要跳上洗衣機？

我們透過電話和在外縣市的冰友溝通，她雖然認識每一隻店貓，卻不知道當天哪隻店貓在家、哪隻跑出去玩。

然而她如此轉述。「我要叫李俊急和武花回家啊，我知道我可能等等就要死了，有事情想對他們說。」他踽踽地說。

「蛤？要說什麼？」捷妮透過冰友問他。當然，他跟我們說了什麼、什麼樣子，都是冰友的形容。

「我想和他們交代一些事情……」李小貓欲言又止。

「什麼事情？」捷妮又問。

「……我想跟所有的貓咪說，我走了以後，你們要乖，不要搗蛋、不要亂尿尿、有新的貓咪進來，不能打架，要好好照顧，要幫忙，不然爸爸媽媽會累到死掉，你們就沒有爸爸媽媽了……」

聽到這裡，我和捷妮看出去的世界早已模糊到沒有形體。

「那，你有什麼遺憾嗎？」我強忍著紊亂的氣息，努力拼湊出一句話語。

「他不說，但是他給我看了一個畫面，」冰友說，「畫面裡是一個房間，溫馨的感覺。有兩條棉被，一條藍色的上面有白色的圖案，另一條是白色的上面有綠色像草一樣的圖案……然後他給我看枕頭……四個枕頭，兩個兩個疊在一起，其中兩個和白色棉被一樣圖案，另外兩個是暗紅色的枕頭……」

聽到這裡，我和捷妮已經了然於心，那正是我們房間的陳設。

「畫面轉到兩疊枕頭中間的位置就停住了，一直定格在兩組枕頭中間的空間。」冰友又說。

「那是他睡覺的位置……」房間的陳設和李小貓習慣睡的位置，冰友並不知道。

緩了好久，我才有辦法說：「他昨天想進房睡，我卻沒讓他進來……」

我幾乎就要忍不住哭出聲了，而捷妮，早已經哭得一句話都說不出來。

「然後他說他有兩件事很生氣。第一件事是你騙他。」

「我騙他？」

我努力回想，到底騙過他什麼。

「是沒有帶他去考駕照嗎？」

「他說他知道考駕照是騙人的，是另一件。」

我立刻就明白了，原來李小貓一直都很期待當我小孩的貓哥哥，我卻來不及實現自己的承諾。

「那另一件生氣的事情呢？」我冷靜了一點，接著問。

「他說，貓咪比你們人類更快死掉是正常的事情，不是壞事，他沒有做壞事，也沒有搗蛋，為什麼你們要一直哭一直哭。他說，你們再這樣哭，他要很生氣。」

所以最後，我們所有人，抱著李小貓，一起笑著拍了一張合照。

李小貓走後的世界，很空洞。

他是我第一隻貓，陪伴了我十九年。在這十九年裡，我被摯愛的人背叛過、被親人騙過、和朋友反目過。

但我知道，我有李小貓，他永遠在我身邊，所以我挺了過來。

我曾窮得沒熱水洗澡、曾為了開店口袋裡湊不出一千塊。但我撐了過來，因為我知道，李小貓會支持我想做的事。

只有他的時候，我一直以為，每一隻貓都很有人性，都善解人意。直到後來做了中途，手上來來去去了一百多隻貓，我才發現，世界上沒有任何一隻貓可以和李小貓一樣。

他已經走了幾年了？五、六年了嗎？

我的店從一家變成兩家，捷妮從女友變成老婆，當年和李小貓一起聊心事的員工已經換了好幾輪，和李小貓「共事」過的店貓們，也就是正當冰第一批中途的小貓，如今都成了大叔大嬸。

但是，牠們還是和李小貓在的時候一樣，對客人友善，大多時候不搗蛋，有中途小貓進來，牠們違背自己做為貓的本性，摟著素不相識的小貓幫小貓洗頭，跟小貓一起睡，獻上自己的奶頭……就和李小貓當年對牠們做的一樣。

有時候，有些特別犧牲的事情令我猶豫。比方這陣子都累到出鼻血了，可是社團說有隻奶貓沒人能接……

我只要想著「李小貓也喜歡照顧小貓」，就能鼓起勇氣說：「好，這隻我們接手！」

我仍然沒能生出李小貓的弟弟或妹妹，但其實也不重要，反正李小貓已經不在了。

我還是會在每一次接手新小貓時，試著從小貓的眼神裡尋找李小貓的影子。然後就會搖搖頭，苦笑著告訴自己，李小貓這麼棒，他一定已經投胎當個天才兒童，不會再當貓了。

寫下這篇毫無關係的文章，因為前兩天，好多年好多年前的員工裝了 Telegram，我和捷妮收到訊息通知有新朋友上線，竟然同時密他：「你的頭貼是李小貓！」

李小貓已經成了正當冰創業初期我們所有人都難以忘記的、永遠存在的生命。

他也成為了我們再苦也要支撐下去的理由——李小貓是我的第一隻貓，也是正當冰所有店貓的起源——我們只能讓正當冰一直存在著，一直不停的中途，替所有不幸的貓咪找家……

因為，這是李小貓喜歡的事。

# 那些說只要不過量攝取就OK的傢伙

你知道「LD50」（Lethal Dose, 50%）嗎？

這不是優酪乳的名字，中文翻譯為「半數致死劑量」。什麼意思呢？

使用實驗動物假設二十隻一組，每隻秤重，假設每一隻都是一百公克。第一組按體重每公克餵〇．〇一毫克「某物質」，第二組每公克餵〇．〇二毫克，第三組每公克餵〇．〇三毫克，以此類推。

一路累加，若觀察到〇．一毫克那組餵食完後，有一半GG了，就會說「某物質」的半數致死量是每公斤一〇〇毫克（100 mg/kg）。

回推六十公斤成人，不考慮遺傳、性別、體質、疾病史等，就能推算出六十公斤成人若攝取六千毫克（六公克），有一半機會會死。

實驗動物中，最常見是小鼠與大鼠。

大鼠是一種名為「Rattus norvegicus」的品種，體長約二十公分。小鼠過去被培育成實驗動物時，由於混入了不同品種所以祖父不詳，但基本上就是家鼠，體長約八公分。

為了便於觀察，用於實驗的大小鼠基本上都是白化的品種，亦即我們常說的小白鼠，也會使用倉鼠、天竺鼠、雪貂、貓、狗、猴、豬、馬、蛙、魚、鳥等動物。

五百年前毒理學之父帕拉賽瑟斯（Paracelsus, 1493~1541）曾說：「所有化學物質都有毒，世界上沒有不毒的化學物質。依使用劑量多寡可區分為毒物或藥物。」這是科學，也是事實。

我經常說，不必恐懼添加物，但要搞清楚我們有沒有必要用它、沒必要用的不用，搞清楚用了它食物是更安全還是更危險。

例如亞硝酸鹽，香腸若不使用亞硝酸鹽會繁殖更毒的大腸桿菌，因為吃香腸而葛屁的人會比現在多得多。

例如小蘇打、玫瑰鹽，嚴格來說也是食品添加物，但正當冰同樣會使用。

「半數致死劑量」很適合，或說只適合用來衡量化學物質「有多容易吃到中毒」。

味精是一萬六千六百毫克（16,600 mg/kg）、酒精是九千九百毫克（9,900 mg/kg），這類一萬上下的都算是「和毒沾不上邊」。

硼酸（古早的魚丸都會添加硼砂來增脆，硼砂代謝後就會成為硼酸）是兩千六百六十毫克（2,660 mg/kg）、人工香草精香草醛是一千五百八十毫克（1,580 mg/kg），這種一千到三千的，我歸類為「盡量不要吃到」。

止痛用的嗎啡是三百三十五毫克（335 mg/kg）、有名劇毒巴拉刈是一百二十毫克（120 mg/kg）、砒霜是三十一．五毫克（31.5 mg/kg）、柯南最熟的氰化鉀是五毫克（5 mg/kg），這種一千甚至五百以下的化合物，我一律歸類為「離得愈遠愈好，超危險」。

另一個一定要知道的名詞是「每日容許攝取量」（ADI），主要使用在食品添加物，後來也引伸到獸醫用藥與農藥殘留，這是一九六一年由聯合國糧農組織與世界衛生組織提出的概念。現今的每日容許攝取量則由糧農組織／世衛組織食品添加劑聯合專家委員會（JECFA）和歐洲共同體委員會食品科學委員會（SCF）制定。

制定方法如下：先以某物質連續餵食實驗動物「兩年」，再進行變異性實驗、致腫瘤性實驗、致畸胎性實驗，得出一個「觀察不出明顯危害」的最高劑量（NOAEL或NOEL，No-Observed-Adverse-Effect-Level），再把此劑量除以一個安全係數（通常是一百），得出來的數字就是每日容許攝取量。

例如食用黃色五號的每日容許攝取量是二・五毫克（2.5 mg/kg）。六十公斤重的成人，每日最高可攝取一百五十毫克。

噫？先實驗兩年再除以一百，這樣看起來好像頗為安全的？

可是有個問題。假設一位做冰淇淋的老闆想用黃色五號來減低水果的使用量，到底可以放多少？總不能要求每一位老闆都先查每日容許攝取量，再參考攝入量實驗論文來換算吧？正因如此，各國政府需要根據科學的方法與實驗，大致推算出該國的「常態飲食」情況，限制廠商的使用量，該國國民才不會在連嗑七球冰淇淋的情況下超標。

於是，幾乎所有的先進國家都會在食品添加物管理法中，針對這些糧農組織／世衛組織食品添加劑聯合專家委員會已經給予明確每日容許攝取量參考的添加物，限制其最高用量。

OK，有了添加量的基本概念以後，接著來聊聊這看似萬無一失的規範有什麼風險，以及某些擁有特定立場的媒體如何置換概念以降低消費者的警覺，同時升高自己的財富。

首先，不管是哪一種食品添加物，都不可能以人做為實驗對象。不管是半數致死劑量

（LD50）還是最高劑量（NOAEL），都叫做「估計值」。

你說，這有什麼問題嗎？老鼠和人類的基因相似度很高啊！人類使用老鼠做為實驗動物已有幾百年歷史，大部分情況下，根據體重換算都沒有問題。

一開頭講解半數致死劑量時曾舉「某物質」當作案例。「某物質」的半數致死劑量是每公斤一〇〇毫克，照道理，套用在六十公斤成人身上，吃了六克不會全死，只會死一半。「某物質」的最高劑量，不影響生殖為前提，訂在每天二・五毫克。

例子裡的「某物質」其實是巴拉刈。

醫學實例中，人類只要吃十四毫克的量，也就是市售農藥約五十CC，已經「必死」。僅僅一毫克的巴拉刈（約四到十二CC的市售農藥原液），已能造成中度到重度中毒症狀，死亡率超過五十％。或許一毫克除以六十公斤，也就是〇・〇一七毫克（0.017 mg/kg），才是巴拉刈在「真實世界」中的LD50。

這個數字與公告的半數致死劑量「以老鼠推估的估計值」相比，差了近六千倍；與另一個用老鼠推估的最高劑量相比，差了近一百五十倍。

又比如一五九頁舉過的例子。二〇一八年，Diksha Bhatt 發表在《Food and Chemical Toxicology》上的研究報告。該實驗按照每日容許攝取量餵食大鼠食用黃色四號四十天，在第四十一天時解剖大鼠大腦，使用一系列試劑檢測大鼠的腦損傷。

結論是，以每日容許攝取量標準給予偶氮染料，將對腦組織產生不利影響和改變，並導致氧化損傷。這種氧化損傷的機制可能歸因於檸檬黃的偶氮裂變中，產生了做為代謝物的磺胺酸。

但在JECFA制定出每公斤七．五毫克（7.5 mg/kg）的每日容許攝取量時，肯定也做過變異性實驗、致腫瘤性實驗、致畸胎性實驗，才得出「觀察不出明顯危害」的結論吧？

我想他們肯定沒有像前述實驗一樣解剖老鼠的大腦。

用在人類也一樣。我們吃下某樣添加物，直到死去大概都不會知道該添加物已經傷害了自己的大腦或腰子，除非有人解剖你。

另一方面，帶貓狗去看獸醫拿的藥，有時候其實是人類用藥。大部分獸醫會直接按照人類與動物的體重換算用量，但有經驗的獸醫知道，某些藥動物要吃得比人類更重，某些則更輕。人與動物畢竟有著不同的心律、不同的代謝速度、不同的代謝酶。

每日容許攝取量ADI真的是至高無上的準則嗎？或許值得我們好好思考。

看到拿出半數致死劑量LD50或每日容許攝取量ADI數據告訴你「添加物有夠安全」

的文章時，請切記，前者只是幫助我們了解化學物之間的「相對毒性」、後者只是一個最長追蹤「兩年」，並聚焦在「致突變性、無其他明顯不良影響」的估計值。兩種數值都不能準確的說明並保證，只要不超過每日容許攝取量，健康就不會受到損傷。

過動、過敏、更長期食用累積造成的肝腎損傷、解剖後才能發現的損傷等，統統無法在這兩種常見指標裡看到。

那麼，真的有媒體刻意「小覷」添加物的風險並發表類似文章嗎？台灣真的已經像美國一樣，開始有黑心廠商「反串」，影響國家政策、粉飾太平了嗎？有的。

噁油案裡最受關注的某食品集團後來被爆料，該集團高階經理人另外成立了一個食安媒體。此媒體至今仍在運作，經常發表一些「世界多麼美好、空氣多麼清新」的文章，許多不明就裡的新聞媒體也常常轉載。這些文章的共通點在於其結論往往是——只要不過量攝取，此物安全無虞，請民眾勿過度恐慌。

再往早點說，噁油案主角曾是GMP理事長。GMP全名Good Manufacturing Practice，

良好生產規範是也——擁有實驗室的產業規模，卻連進貨商的品質都無法控管，顯然相當諷刺。

GMP公信力毀於此一役後，原班人馬另起爐灶，主角也辭去了GMP理事長，續掌食策會（財團法人台灣食品安全策進會，隸屬於衛福部）董事長（現董事長已改選為黑松食品董事長張斌堂），承接政府食安相關專案，負責對食品企業做食安講習。OK，Fine，希望課程中也會帶到生財訣竅，有信度多了。

節錄《關鍵評論網》報導：

但頂新味全另闢戰場。第一，魏應充曾在受媒體專訪時表示，頂新將投入三十億食安基金用於成立三大基金會，分別是頂新和德基金會、好食好事基金會、灃食基金會。第二，與近年崛起的食品新媒體「食力 foodnext」合作。像是曾在味全任職的童儀展，恰恰兼任灃食基金會執行長，又剛好是食力總編輯。最近食力開直播宣傳的「好食好事加速器計畫」，恰好是頂新和德基金會、好食好事基金會所贊助。

因為，很多人覺得「頂新味全是中國企業」、「頂新味全並沒有真正改革」，所以抵制繼續存在，甚至有更多人開始分析批評頂新味全這一整套的公關措施。例如，有許多意見領袖和網友發現，號稱「食安專業獨立媒體」的「食力 foodnext」，其創始股東幾乎都是從味全出身，甚至擔任過魏應充身邊要職。

例如食力創辦人暨總編輯童儀展，就曾擔任過時任味全董事長魏應充「董事長室知識管理組經理」，而食力副總編輯林玉婷，則為味全六十年專刊的編輯委員、董事長室副理等職務。而在二〇一五年黑心油事件後，「食力 foodnext」這個新媒體才成立，是否為頂新味全為掌握「食安議題」的媒體公關布局的一環，實在啟人疑竇。

網路上這些「巷子內寫的食安文章」早已令人不安。

還記得九十六頁舉過的美國例子嗎？

不只是關注特定疾病的協會經常有被收買的嫌疑，在知名的論文搜尋引擎上，如果有指出該添加物不好的論文，很快就會有進行類似實驗並得出「沒有任何問題」結論的論文。

對於坐擁添加物帶來巨大財富的「史茅革」們來說，這些事情不用爭一個對錯，只要「公說公有理，婆說婆有理」即可。

美國流行病學專家兼公衛專家 David Michaels 曾在他的著作《懷疑是他們的產品》（*Doubt Is Their Product*）中這樣敘述：

「懷疑是我們的產品，因為它是與大眾腦中的『事實』競爭的最佳手段。它也是建立爭議的手段。」有名菸商曾這麼說。

幾十年來，菸商知道他們的產品對健康有害，但透過僱傭科學家、透過質疑每一項研究、質疑每一種科學方法，質疑每一個結論來製造不確定性。藉此，他們成功地將監管政策和受害者賠償推遲了幾十年。

運用在食品業也一樣，透過質疑，總會有人因為議題的複雜而放棄關心食安。他們心裡會想：「我該聽誰的呢？聽起來都很有道理。但我總不能不吃吧？」

回到每日容許攝取量ＡＤＩ。有每日容許攝取量規範就萬無一失了嗎？各國依據每日容許攝取量訂定的食品添加標準，是否能夠保證國民每日的攝取不會超過呢？

首先要了解名詞ＴＭＤＩ，也就是 theoretical maximum daily intake，理論最大日攝入量。藉由追蹤分析飲食習慣、購物習慣、商品的容易購得程度、售價、添加物含量、問卷等參數，估算一個地區不同年齡層人口、針對特定物質的每日理論最大攝取量。

有的實驗會使用ＥＤＩ，涵義相去不遠，也就是 estimated daily intake，估計每日攝取量。

二〇〇六年，A Husain 等人在《Food Additives & Contaminants》發表的研究報告來自於一場相當大型的實驗，針對科威特五十八所學校共三千一百四十一名兒童進行了人工色素攝取量的評估。結果表明，在該國九種准許使用的人工合成色素中，有四種超出每日容許攝取量四到八倍，分別是食用色素黃色四號和五號、食用色素紅色六號和四十號。

二〇一一年，同樣發布於《Food Additives & Contaminants》，K Y W Lok 等人的研究報告實驗對象為香港一百四十二名八到九歲的小學生。結果表明，小學生們攝取的大部分添加物雖然低於每日容許攝取量，但色素黃色五號的食用平均量比每日容許攝取量高出了五十一%。

有的人（例如某些巷子內媒體）會說，雖然台灣沒有規定人工合成色素的添加量——還記得那精美的「本品可於製作實際需要適量使用」吧——但色素也要成本，加太多色素產品也會變得很奇怪，即便不限量，也不會有廠商加過多，我們要相信廠商都有良心！會自律！

似乎言之成理？那就來看看以下這個精采的例子。

二〇一一年，Sumita Dixit 發表在《Food Additives & Contaminants》的研究報告，針對印度十六個城邦的兒童進行了色素攝取量的評估。

印度政府對於所有的人工合成色素統一限量：食品添加不得超過一〇〇毫克（100 mg/kg），看似粗糙，卻也很容易達成。只不過你要是買幾瓶色素玩玩看就會發現，這個准許量夭壽高！加進去後顏色超級濃豔，大概都可以做彩色黏土了！但我還是很羨慕這個結果，至少印度有限制添加量。

實驗結果顯示，在所有分析的樣品中，竟然只有四十八%的色素使用量遵守印度的添加物限制，其他統統超標。

樣品中大部分的棉花糖、糖果、飲料、口香糖、烘焙甜點等，都超過了規範添加量，其中又以食用黃色四號和食用黃色五號最受廠商青睞。多數樣品同時有多種色素混合添加，三種若分開看統統不會超標，但三種加總起來……。其中一個樣品內甚至發現了黃色四號和黃色五號的添加量超過了規定的三十七倍，高達三七〇〇毫克！嗯，但身在台灣的我還是很羨慕，至少廠商這樣加，有法可罰。

該實驗的結論是，兒童的食用紅色七號估計每日攝取量ＥＤＩ是每日容許攝取量ＡＤＩ的兩倍到六倍、食用黃色五號是三倍到十二倍。

這是在對合成色素有規範的印度，若在對人工合成色素幾乎全不規範的台灣，試著想一想吧？

或許有人會說，可能是這些實驗太老舊了吧？又或是評估的地區相對落後才造成這樣的結果，那就講個近代一點，二〇一七年 Luana Carolina Alves Feitosa 同樣發表於《Food Additives & Contaminants》的研究報告。

該報告針對巴西全國五個地區的城鄉人口，不同年齡段，驗證食用黃色五號的理論最大日攝入量TMDI是否高於每日容許攝取量ADI的標準，也就是四毫克（4 mg/kg）。結果表明，五個地區加總後的「人均消費量」都沒有超過每日容許攝取量，但若特別區分城市（二七九毫克／天）與鄉村（二六〇毫克／天）來平均，或依照地區（最高三三八毫克／天）、或依照年齡層（青少年三三二毫克／天），則部分人群會超過每日容許攝取量的建議，尤其是青少年與兒童。

另外講一個雖然沒那麼近代，但是二〇一四年在高收入國家德國進行的實驗。這個Friederike Diouf 等人針對兒童所進行的研究同樣表明，人工合成色素的估計每日攝取量EDI依舊高過每日容許攝取量ADI。

扎扎實實的科學實驗講了很多，很可惜，台灣並沒有針對兒童估計每日攝取量的相關研究報告，連大人的也沒有。

因為大家都不重視，因為只要有心人質疑食安，大家就覺得複雜，放棄去了解。

正在讀這本書的你絕對是台灣重視食安的PR九〇，但如果你不曾對所愛的人大聲疾呼，我們的環境依然不會有任何改變，我們的孩子依然會處在巨大的風險之中。

我心中一直有個最大的疑問揮之不去。

如果每日容許攝取量ＡＤＩ不一定能夠真實反映人類攝取化學物質會受到的傷害，甚至有可能嚴重低估（例如巴拉刈）……

如果，不論國家的貧富狀況、近代或古早，實驗中都表明了特定族群會遠遠攝取超過每日容許攝取量的人工添加物……

如果，連有幸生在嚴格限制添加物用量的國家裡的孩童都會攝取過量的人工添加物……

那麼，在台灣這樣一個「本品可依製作實際需要適量使用」的國家裡，高呼「只要不過量使用，都不會造成危害」的傢伙們，是什麼樣的人？

如果我們足夠重視食品添加物、足夠重視食安，這樣的有心人還會存在嗎？

我們還會生存在如今這樣食安落後的現況中嗎？

# 迷死人的焦糖色

讀到這裡，相信你已經對台灣的食安現況有了一些「深刻的認知」。

歡迎回到真實世界（笑）。

接下來我想和大家分享一些特別普遍、特別容易過量攝入、特別能「幫助」食品大廠、也特別糟糕的添加物。

在現今對添加物研究的進程裡，它們不見得惡名昭彰，但每一個，對於推動「飲食化工化」都有舉足輕重的地位。

比如焦糖色素。

焦糖色素算是一種應用超級廣泛的色素，凡是任何棕色、褐色的東西都可能用到。

豆干、可樂、茶飲、提神飲料、餅乾、糖果、布丁、肉乾、火鍋湯底、醬油、任何類型的調味料、白蘭地、威士忌……

許多人可能都讀過，焦糖色素分為四類。

第一類是普通焦糖，是把糖或澱粉加熱，梅納反應後的產物，自己在家也能做。屬於我也不會有任何意見的一類。

動手做過焦糖的人應該都懂，這東西的成本和失敗率一樣高，剛開始學做焦糖時，即便很少量也非常容易搞到廚房變成煙霧繚繞的夢幻仙境。

如果不理會偵煙警報器，普通焦糖相對安全很多。從糧農組織／世衛組織食品添加劑聯合專家委員會（JECFA）將第一類焦糖色素的每日容許攝取量設為「不指定」；第二類為〇～一六〇毫克（0~160 mg/kg）；第三和第四類則為〇～二〇〇毫克（0~200 mg/kg），就可看出風險程度的不同。

可想而知，選擇使用第一類焦糖的店家少之又少。自己做麻煩，和供應商訂購也相當貴，一公斤約為兩百五十元上下。相較於著色性更好的第三類和第四類焦糖一公斤只要六十元，價差近四倍。

第二類是亞硫酸鹽焦糖，由碳水化合物與亞硫酸鹽化合物製成。它和第四類焦糖很像，差異在於第二類不會使用銨鹽化合物，但基本上已經沒人使用，屬於一種過時的製程。

總之，第一類和第二類焦糖都不是我們需要關心的，接下來才是重頭戲，也就是第三和第四類焦糖，它們在台灣，甚至全世界，都是絕對的霸主。

第三類和第四類焦糖的做法相似，僅僅只是催化劑不同。

它們一樣使用糖漿，一般為葡萄糖、麥芽糖、轉化糖、四十二%果葡糖漿、五十五%果葡糖漿或九十%果葡糖漿。

以濃度三十五～八十五%的糖漿加入三%的銨鹽類（氫氧化銨、碳酸銨、碳酸氫銨、磷酸銨、硫酸銨、亞硫酸銨、亞硫酸氫銨）與三%的亞硫酸類（硫酸、亞硫酸之鉀鹽、鈉鹽、銨鹽及亞硫酸氫鉀鹽、鈉鹽、銨鹽），以四個階段緩緩升溫至攝氏一百五十度進行梅納反應。

反應完成物中，依據生產工藝，大約會有一～九%的亞硫酸化合物殘留，包含亞硫酸鈉、亞硫酸氫鈉、連二亞硫酸鈉、焦亞硫酸鈉或焦亞硫酸鉀；一～九%的銨化合物殘留，包含氯化銨、碳酸氫銨、氨水、磷酸氫二銨。

這邊想給大家一個概念：食品化工中使用硫酸是常態，不要驚訝但可以害怕。

也再強調一次，沒有什麼化學反應是理所當然的「完全反應」，各種參數與工序都會影響化合後的「殘留物」（或稱汙染物）。

殘留物會不會有毒性？大多有。量會不會大到有「急毒性」，吃完直接仆街？基本上都不會，否則就不會在人類世界裡販售，食品集團畢竟不是傻子。

但是，每一種添加物的殘留物長期累積起來會不會損害健康？彼此會不會產生交互作用？這就不知道了，目前大多數研究都還沒走到這麼前面。然而，不知者無懼，大多數人已經吃得不亦樂乎。

回到製程，此時的第三類和第四類焦糖色素半成品是酸性的，接下來得經過一道中和程序。中和程序同樣是食品業中的常態，簡單說就是酸的加鹼、鹼的加酸（例如檸檬酸、氫氧化鈉、氫氧化鉀、氫氧化鈣）。最後經過過濾、包裝，食品材料行一罐罐烏漆媽黑的焦糖色素就上架了。

如果你曾經在網路上搜尋過第三類和第四類焦糖色素的風險，最常看到的名詞應該是「4-甲基咪唑」（4-MEI）。

這是一種美國國家毒理學計畫（ＮＴＰ）在二〇〇七年確定為致癌物的化學物質，加州也在同年一月七日將其列入「國家已知會導致癌症或生殖毒性」的化學品類別。

在中文世界的網路文章中，大部分提到焦糖色素都集中在 4-MEI 的致癌性。但除了 4-MEI，另一個台灣人不那麼熟悉的研究焦點「2-乙酰基-4-四羥基丁基咪唑」，簡稱THI，也是第三類和第四類焦糖中必不可少的「汙染物」。

另一方面，致癌性可不是焦糖色素裡你唯一需要關心的。

早在一九八九年，S J Gobin 等人發表的學術報告就已指出，「每日餵食一毫克的焦糖色素給大鼠連續七天，可以觀察到大鼠的B細胞與T細胞，也就是負責免疫的淋巴細胞都顯著減少。」

T細胞的減少除了對免疫力有減損，同時也對癌細胞的發展有利。每個人身體裡多多少少都有癌細胞，但在免疫功能強大的人體中，癌細胞較難以發展成腫瘤。B細胞的減少則對於人體自然產生抗體有較大影響。

一九九一年，原班人馬再次進行了一次實驗，結論中除了同樣的T細胞、B細胞減少之外，更加確定了焦糖色素是一種「免疫抑制劑」。報告中有這樣一段話：「可在大鼠中產生嚴重的淋巴細胞減少和細胞介導的免疫抑制。」

約莫到此一年代時，焦糖色素的免疫抑制性已經獲得了學界的認同，後來甚至還有一些使用THI做為過敏用藥的實驗。

一九九三年，G F Houben 基於先前實驗的結論，試圖釐清焦糖色素中的汙染物THI

是否會對大鼠的免疫力產生實際影響。

他在大鼠的飲用水中加入〇・四%~四%的第三類焦糖色素，連續加了二十八天後，以一種叫做旋毛蟲的寄生蟲感染大鼠的口腔，並觀察靜脈感染後免疫細胞對李斯特菌的清除作用。李斯特菌是一種兼性厭氧細菌，為李斯特菌症的病原體。主要以食物為傳染媒介，是最致命的食源性病原體之一，能造成二至三成的感染者死亡。

結果表明：大鼠的免疫功能受到抑制，死亡率增加。

二〇一六年，Mostafa Norizadeh Tazehkand 等人針對焦糖色素進行了一場基因毒性實驗。他們用 4-甲基咪唑餵食小鼠，分成一〇〇毫克（100 mg/kg）、一百三十毫克（130 mg/kg）、一百六十毫克（160 mg/kg）三種濃度，並分別在十二個小時與二十四個小時以後，分析小鼠的染色體畸變（chromosome aberration，CA）與有絲分裂指數（mitoticindex，代表細胞繁殖的指標）。他們觀察到，不管在何種濃度下，小鼠的染色體畸變都顯著增加，細胞分裂活性則顯著減少，並且與投餵的濃度呈現強烈的正相關性。

至此，焦糖色素的致癌性與免疫抑制性都已經得到了證實。

緊接著，二〇一八年，T Fierens 等人在比利時進行了一項暴露評估（exposure assessment）。所謂的暴露評估，就是測量已暴露的目標生物體可以吸收多少汙染物，以及在吸收過程中以何種形式、何種速率及實際吸收了多少量。簡單來說，就是測量比利時人到底吃了多少「免疫抑制劑」。

要看懂這個實驗的結果，可以先參考加州環境健康危害評估辦公室對4-甲基咪唑訂出的每日容許攝取量：每天每公斤二十九微克（29 μg/kg/day）。

實驗人員在市面購買了五百二十二種商品，發現ＴＨＩ存在於二十二．四%商品中，平均含量高達每公斤五百五十一微克（551 μg/kg）。4-甲基咪唑存在於五十七．七%商品中，平均含量來到驚人的每公斤兩千八百三十五微克（2,835 μg/kg）！

在比利時，人們攝入ＴＨＩ和4-甲基咪唑最大的來源是可樂與啤酒。

等等，比利時人的飲食習慣和台灣人大不相同呀，台灣人也會爆量攝入這些致癌物嗎？很可惜，找資料爬文爬到眼睛快脫窗也沒發現台灣有相關研究，但飲食習慣差不多的中國有。

二〇一五年，Liying Wang 等人發表研究報告，總共調查了七十八項焦糖色商品、二十三項醋類商品、十六項飲料商品。

焦糖色樣品中，ＴＨＩ的濃度範圍為每公斤一千~七萬四千三百微克（1,000~74,300 ug/kg），4-甲基咪唑為每公斤一千五百~一百二十九萬一千八百微克（1,500~1,291,800

ug/kg）！

醋類樣品中，THI的濃度範圍為每公升十三．三～一百一十九．二微克（13.3~119.2 ug/L），4-甲基咪唑的濃度範圍為每公升一百一十一．二～兩千零七十七．八微克（111.2~2,077.8 ug/L）。

飲料類THI僅有兩項樣品所以不公布，而4-甲基咪唑的濃度範圍為每公升十．八～三百零七．一微克（10.8~307.1 ug/L）。

順帶一提，經常被認為是4-甲基咪唑「主要提供者」的某大牌可樂，依據各國對THI與4-甲基咪唑風險的重視程度，在每個國家的「配方」略有不同。

三百五十五毫升的美國版原味，四微克。

三百三十毫升的陸港澳版原味，五十六微克。

三百五十五毫升的英國版原味，一百三十五微克。

三百五十五毫升的巴西版原味，兩百六十七微克。

三百五十五毫升的台灣版原味，根據《新明日報》二〇一三年十月三十一日報導，台北市衛生局查出，三百九十二微克！

講到這裡，相信你已經對這誘人的琥珀色有了更「刻骨銘心」的認識。

或許你和我一樣，想著既然應用這麼廣，又不可能不吃到，是不是可以盡可能選擇使用「第一類焦糖」的產品？

這是很好的想法，可惜的是，法規落後的台灣，目前並沒有強制規定廠商使用焦糖色素時必須標明是哪一類。

有些廠商敏銳嗅到了很少數的一群人在意也了解焦糖色素的風險，刻意在成分表中加註「第一類焦糖」或「普通焦糖色素」，我認為這是一個好現象，能夠更加喚醒人們對添加物的關注，也讓像我們這樣「食安覺醒」的人，至少至少，不會在逛了超市一小時後，還是只能空手而歸。

# 沒有奶的奶茶

味覺教育課裡有一個非常受歡迎的活動叫「化工食神大賽」。在不用任何食材的前提下，比賽誰能做出最像市面上販售的、最誘人的飲料。

「小朋友～想好要做什麼飲料了嗎？」我詢問分成好幾組的小孩。

「做珍珠奶茶」、「做可樂啦」、「葡萄汽水比較好吧」、「黑糖奶茶」、「銀耳蓮子湯」，小孩們展開了激烈的討論。

「你們可以選一些平常很喜歡，但爸媽不太想給你喝的，什麼都可以，這邊什麼都做得出來。」我試圖給予建議，加快「議事」程序。

「所以在這邊做的你就會讓我喝嗎？」孩子們天真地問。

「你媽就坐在旁邊呢。」我心想，你是當ＮＭＳＬ嗎……

以「平常爸媽不太讓你喝的」為前提，通常很快就能獲得共識，不外乎可樂、各式各樣汽水等「肥宅快樂水」家族，是為絕對大宗。只有極少的時候，會選出草莓奶茶、黑糖奶茶這類看似人畜無害的類型。

化工食神大賽的「中央廚房」是一個被我稱為「月光寶盒」的小箱子，裡面蒐羅了各式各樣你能在台灣買到的香精，還有「台灣准許無限量的人工合成色素八種黃金典藏版」。隨你用，隨你加。加再多都不犯法，讓人絕對能夠充分感受到台灣食品大廠的無拘無束自由解放感。

以可樂來說，幾滴焦糖色素、大量的糖、一點點檸檬酸（真正的可樂加的是磷酸）、幾滴可樂香精，再拿二氧化碳機打點氣，登登登登，八十七%像的可樂就呈現在面前。其他口味的汽水大致相同，無非是色素換幾種顏色，香精換不同口味罷了。水蜜桃果汁和葡萄果汁大同小異。

但如果選到奶茶，那就要多費點心。

「來～奶茶這一組，我跟你們講訣竅喔。」我拿起桌上的杯子，對著光展示：「化工飲料要做得像，有一件重要的事情叫透光度。比方說，第二組要做水蜜桃乳酸飲料，這種飲料是不是就白白濁濁的不透光？」我循循善誘。

「老師，什麼是水蜜桃乳？」

「……」

「咳咳，」清清喉嚨後我繼續說：「這種不透光的程序呢，就叫做乳化。例如水和油原本不相溶，只要添加了乳化劑，就能將油脂打散，變成微粒懸浮在水中，就會產生乳白的效果。一般可以用起雲劑。或者是添加一些油脂，例如氫化植物油、脂肪酸甘油脂，再加一點乳化劑，例如鹿角菜膠、乾酪素鈉，讓油和水混合，或者更簡單一點，直接加植物奶精粉，喝起來就又香又像牛奶啦！」

為了不讓課程時間拉得太長，我通常會直接提供市售的冰淇淋粉給小朋友。畢竟冰淇淋粉就是最好的乳化劑，課程中講到的食品添加物，幾乎每款冰淇淋粉都是一個大全套。

「喔喔喔喔！真的耶！」果然，第二組原本不是很像的水蜜桃乳酸飲料，不過撒了一點點冰淇淋粉進去，小孩們就沉浸在滿滿的成就感中。

「第三組你們要做珍珠奶茶？珍珠要煮很久啦，做沒有珍珠的珍珠奶茶好嗎？」

「哈哈哈哈哈！沒有珍珠的奶茶哪叫珍珠奶茶啦～」小朋友們笑成一團。

「咦？可是珍珠奶茶也沒有奶啊。」我攤手。

「蛤～～～!?」小朋友發出驚呼。

「我媽媽也沒有……」旁邊的媽媽趕忙摀住了他的小孩。我說這位媽媽，妳生的這隻是蠟筆小新吧。

說明在前。其實絕大部分的市售包裝奶茶稱不上是「沒有奶的奶茶」，大部分都會放點奶粉意思意思。但完全沒有奶的奶茶當然做得到，一些特別便宜的飲料，不管包裝或手搖，其實也都買得到。

最常被拿來添加使用的，無疑是植物奶精粉。

現今除了店家，一般消費者已經比較少看到植物奶精粉了。三合一咖啡裡還能看見蹤影，不過是混合好的。能見度最高的是已經做成液態的奶油，方便之餘，你站在吧檯外面看的時候，也會覺得「比較像奶」。

一般奶精粉的成分大概不脫葡萄糖、玉米糖、氫化棕櫚油、檸檬酸鉀、磷酸氫二鉀、乾酪素鈉、脂肪酸甘油脂、二氧化矽、香「精」這幾類。（香料就香料、香精就香精，請和我一起推動香精標示正名！）

奶油球的成分差不多，基本上就是少了可以形成粉狀的二氧化矽——這東西是玻璃的原料，不吸水，所以可以很方便地讓粉狀物保持乾燥不結塊。磷酸氫二鉀同樣也是為了防止結塊，檸檬酸鉀則是做為酸鹼調整劑。講到這邊都算是跑龍套的配角。

乾酪素鈉是從天然的牛乳中分離出來的，除了異蛋白過敏，目前的研究倒沒有指出有什麼風險。乾酪素鈉做為乳化增稠劑，必須要有它，之後登場的主角才能展現出「濃醇香」。

這邊也再次強調我個人對添加物的概念：不必懼怕所有的添加物。但如果原料是食物，風險就低。如果原料是毒物、風險就高。我「沉醉」於研究添加物的世界這麼多年，雖說不是絕對，但大體上來說真的就是這樣。

回到乳化劑。

登登登登！主角要登場了！終於！

讓我們歡迎工業食品中的霸主ａｋａ人類使用最多的油脂——棕櫚油！

全世界的棕櫚油主要來自印度尼西亞與馬來西亞，此外還有奈及利亞、泰國、哥倫比亞、厄瓜多等地。

從一九一一年就開始商業種植的棕櫚，截至二〇〇八年的資料，全球種植面積已廣達一千一百二十萬平方公尺。其中印尼五百萬平方公尺，年產量一千九百八十萬噸；馬來西亞三百九十萬平方公尺，產量一千七百八十萬噸。

二〇一八年，印尼產量翻倍為四千萬噸。二〇一九年總產量為七千五百七十萬公噸。短短十年內，棕櫚油的全球使用量翻了一倍。平均每個人每年會用掉或吃掉八公斤棕櫚油。

什麼概念？就是一隻橘貓養到八公斤，從書櫃跳上胸口你會吐幾十兩血。

做為「商用」油脂霸主，棕櫚油除了添加在各種食品中，也是油炸界最廣泛使用的油。油炸後的廢棄油做為生質柴油的原料，另一部分用於清潔用品的皂化，同時也是洗髮精和清潔劑中的起泡劑主要成分。

另一方面，除了等下會講的棕櫚油健康問題，棕櫚油的環保與人道問題同樣屬於世界級注目焦點。

為了騰出大量種植棕櫚的土地，主要產油國大量燒毀了雨林，為此經常飽受爭議。而之所以用燒的，主要就是快速省錢又能提升土壤肥力，對獲利有幫助，何樂不為？

但這種做法對於動物、空氣，甚至氣候來說，帶來的全是傷害，並導致許多物種邁向滅絕或已經滅絕，而且是痛苦的滅絕。

爪哇犀牛、蘇門答臘犀牛、爪哇藍帶翠鳥、蘇拉威西森林龜、八尾鹿（豬鹿）、蘇門答臘虎、塔帕努里猩猩、爪哇長臂猿、藍觸樹蜥、馬來亞虎、黑鼩鼱、馬來貘、紅毛猩猩、婆羅洲侏儒象、長鼻猴、巽他穿山甲等等等等，這些物種大部分都只剩下幾百隻，很可能到了這本書正式出版時，其中好幾種已經完全滅絕。

又例如黑眉雅鶥、斯歐角鴞，這些在轟轟向前的棕櫚油巨輪下被輾碎的物種，完整的牠們只剩下博物館裡的標本，我們再也看不見一隻活著的個體，一如台灣雲豹。

好多年前我曾看過一支動物救援組織的影片，他們從印尼燃燒的雨林中救出了左手臂幾乎被燒成炭，半邊身體都燒去了皮膚的紅毛猩猩。

猩猩還活著，野生猩猩原本會害怕並攻擊人類，但此時的牠只能虛弱地用僅剩的一隻手臂環抱著救援人員。

我不知道牠最後會不會活下來，但畫面裡，紅毛猩猩那無助卻沒有怨恨、痛苦卻不解的眼神——一雙有靈魂的眼睛——我永遠都忘不了。

另一方面，當地原住民同樣每日面臨著窒息的空氣、濃煙與動物燒焦的氣味，還有節節升高的癌症比例。

燃燒產生的碳排放也是個大問題。二〇一九年，大火燒毀了印尼八千五百七十八平方公里的森林，僅僅八月到十月就釋放了六百二十六兆噸二氧化碳，超過了整個澳大利亞全年排放量。我相信未來幾年，全世界都會為了這巨量的碳排付出慘痛代價。

目前，整個世界都意識到了棕櫚油的環境問題，展開了許多變革。

例如二〇〇四年，由九十四個國家、四千多名會員成立的可永續棕櫚油圓桌會議（Roundtable on Sustainable Palm Oil，簡稱RSPO），推廣以永續經營的方式生產棕櫚油並頒發認證。（由於該組織有許多爭議，這邊先略過不談）

又例如二〇一三年，在綠色和平組織的壓力下，全球最大的棕櫚油貿易商 Wilmar International 簽訂了「一〇〇%零森林砍伐協議」（100 percent zero-deforestation agreement），承諾只收購不砍伐森林的棕櫚原料。（但有沒有遵守就又是後話了）

二〇一四年，歐盟更改標籤法，讓民眾能夠更輕易區分使用了棕櫚油的產品。

但相對的，從未開發國家人民的角度看待已開發國家人民口中的「環保」，往往帶有諷刺意味。

每一個國家的人民都希望自己的國家有幾項可以獲得大量外匯的產品，好富裕自己的生活，更何況是生活水準在貧窮線以下，經常可能挨餓的人民。

另外，撇開棕櫚油的高飽和脂肪究竟對健康有多少危害不談，油棕很可能已是人類能夠種植的、油脂量最豐富的農作物，單位土地面積生產出來的油，比任何其他產油作物都多。以全球範圍統計，油棕在所有產油作物中僅占不到六%土地，卻滿足了全球四十%的植物油需求。如果改種黃豆、椰子或葵花等其他產油作物，將需要四倍到十倍的土地，讓環境問題變得更糟糕。與此同時，油棕高產量、抗病蟲害，不依賴肥料等等的特性，的確也減少了殺蟲劑與化肥用量。

有專家呼籲，為今之計，只能盡可能以不破壞原始森林的方式種植。

我個人觀點是，一個人消耗高於身體所需，甚至達到有害健康程度的過量膳食脂肪，是一件傷害自己、他人與環境的事。我非常認真且嚴肅看待此事，四十年的人生裡，ＢＭＩ極少超過二十三。

人類能夠永續生活在這個地球上，盡可能減少消耗，盡可能少剝削其他物種，我相信這是我們這一代人的課題，而且是必修題。

棕櫚油的現況就是這麼無奈。

我們依賴它，以它之名包裝了人類的需求與享樂——我們的欲望。發現它帶來的巨大問題後，卻又無法捨棄。

台灣的狀況呢？關於使用棕櫚油，民間的關注聲量非常微弱。老樣子，沒有多少人在意。

根據海關進出口統計網（portal.sw.nat.gov.tw/），台灣二〇〇三年的棕櫚油進口量是十萬一千五百二十一公噸，二〇二一年來到二十二萬四千三百七十二公噸，整整翻了一倍。

台灣人口並沒有增加，或許我們使用了更多的清潔用品，但一倍未免太誇張。我唯一能想到的就是食物中的棕櫚油含量不斷升高。

或許這與台灣肥胖盛行率從一九九三～一九九六年的三十二・七%來到二〇〇五～二〇〇八年的四十三・四%，可以相互呼應。

回到本書一貫的主旨：健康風險問題。

Maria Padial-Jaudenes 等人於二〇二〇年發布一份名為〈嬰兒配方奶粉中棕櫚油精或棕櫚油的生理影響：臨床證據綜述〉的研究報告，提到了許多嬰兒奶粉配方使用棕櫚油代替母乳中的脂肪成分，帶來了意想不到的影響：降低了脂肪、DHA和鈣的吸收，影響了骨礦化（佝僂病或軟骨症的成因）。

但除此之外，其餘多數報告都不認為棕櫚油對健康或心血管疾病有什麼特別的影響，甚至不少研究報告認為棕櫚油對健康有益。

Lorenza Di Genova 在二〇一八年某篇研究報告〈Pediatric Age Palm Oil Consumption〉中的幾段話則讓我心有戚戚焉：

在對科學文獻的詳細審查中，我們致力於歸納使用棕櫚油對兒童的健康影響，試圖證明擔心棕櫚油對健康產生影響是有依據的。

但我們的審查表明，棕櫚油是飽和脂肪酸的重要來源。科學證據只能將其歸類於「過量使用」會對健康產生負面影響，尤其是在心血管疾病方面。

然而，迄今為止，沒有證據表明棕櫚油對兒童健康有害。儘管如此，棕櫚油可能對健康產生不良影響，這與它的脂肪酸組成有關：但食用它卻與一個健康的年輕人患心血管疾病的風險無關；老年人、血脂異常或心血管疾病、高血壓患者才會承受其風險。

因此，問題不是棕櫚油本身，而是使用它的那些富含脂肪的食物。

對健康而言，最重要的是不攝入超過十%的飽和脂肪酸，無論來自什麼油，或你幾歲。

基於科學證據，分析出正確訊息，而不是假定一項物質是罪魁禍首才去關注它。

我們該做的，應該是鼓勵更健康的生活方式。

添加物固然惹我嫌，畢竟了解愈多愈會發現添加物的使用根本是「大型社會實驗」，總是吃了幾十年才告訴大家這東西有問題，叫消費者如何不步步為營又杯弓蛇影？但我也時時提醒自己，不是假定某一樣添加物是罪魁禍首才去證明它「有罪」，應該要以科學的實證看待。

但是！人生就是有這個ＢＵＴ！

所有油脂，只要加上「氫化」就會風雲變色。

氫化油對食品產業的威力，用一個正當冰的產品就能完全說明白。

正當冰有個名為「酥酥派」的甜點，也就是用千層酥皮包上真材實料的自製蘋果餡或芋泥餡。由於都是自製，賣相醜醜，卻是每年冬天搶破頭的限量商品。

關鍵字？自製、冬天、限量。

自製的理由是因為早就知道氫化植物油多麼不好，市售現成酥皮卻極難找到不使用氫化油的，至少當時我們真的是踏破鐵鞋，踢不爛都踢爛了。

那「冬天」和「限量」呢？飢餓行銷嗎？

酥皮的天然製作方式如下：先將一塊奶油包進麵團中，接著用擀麵棍盡量擀平成麵皮。這時候的結構是「麵皮－奶油－麵皮」，然後趕緊對折，讓結構變成「麵奶麵奶麵」，趁著冬天氣溫低，再擀平一次，再對折，成為「麵奶麵奶麵奶麵奶麵」。每對折一次，層數就會翻一倍。

接著趕緊將麵皮鋪上塑膠袋保溼，再放入冰箱。降溫是一個速度很慢的過程，每次拿出冰箱時還得測溫，每次進冰箱大約要二十分鐘。不能多不能少。冰不夠奶油會融、會被吃進麵團裡，烤起來就不千層；冰多了太硬就是完全擀不動——雖然就算冰得剛剛好，還是會擀得手臂痠麻。

就這樣大約重複六次，大半天過去後，終於獲得了一大張千層派皮。再加上食材處理、炒餡、手工包、慢烤……當年做最久的主廚一天四十個派的紀錄，幾年來一直沒有被打破。

如果改成氫化植物油呢？

由於可以依據氫化程度調整熔點，植物奶油做到攝氏三十八度以下不融根本輕鬆寫意、根本不用回冰箱，將上述流程簡化成「擀皮一時爽，一直擀皮一直爽」，稀哩呼嚕就完成了一大張派皮。

如果心再黑一點，直接使用現成的香精餡料，同樣一整天下來，基本上可以做兩百、三百個派。產能完全不是同一量級。

喔對了，天然的塊狀奶油一公斤約三百元，植物奶油一公斤不到一百元。

三到五倍的食材成本，五到八倍的人力成本。只有冬天冰淇淋銷量降低、只有人力需求降低但又要讓員工正常工作不被資遣、只有冬天奶油才不會一直融，正當冰才有辦法做酥酥派。

這也是為什麼「只能冬天做」、為什麼市面上「天然的酥皮買不到」、為什麼「講究天然的烘焙坊都有夠貴」的原因。正當冰現在終於找到不使用氫化油的進口酥皮了，超高人力的狀況稍稍好轉，否則第一年是賣一個虧兩個。

並非棕櫚油限定，基本上任何植物油都能氫化。

氫化想對油做的事情，和老晴生中醫診所想對廣大男性做的事情一樣簡單，那就是把油「變硬」，變得像動物脂肪（飽和脂肪）如豬油或牛油那樣，常溫時為固體狀，便於使用。

氫化後的油脂由於穩定性提高了，更耐高溫，油炸不變色。

相比於天然鮮奶油又嬌又貴，氫化鮮奶油可以冷凍，保存時間增長數倍，擠花也更立體不會糊糊。

氫化油的製作，是在榨油的過程中加入鎳粒——對你沒看錯，就是硬幣的那種金屬鎳——並加熱到攝氏兩百度保持六小時，接著加入氫氣，讓不飽和脂肪中的碳碳雙鍵結合氫原子，成為飽和脂肪。

然而，可怕的是，氫化反應是可逆的，脂肪分子會隨著時間脫氫，產生另一種令人聞之色變的物質——反式脂肪。

在牛羊等反芻動物性油脂中也存有少量的反式脂肪，但比部分氫化油少得多，基本上沒有健康風險。

反式脂肪呢？甚至比惡名昭彰的飽和脂肪更糟糕。

先來簡單認識兩個醫學名詞：白血球介素-8（Interleukin-8，簡稱為白介素-8 或 IL-8）與 C-反應蛋白（High sensitivity C-Reactive Protein，hs-CRP）。

白血球介素-8 是巨噬細胞與上皮細胞所分泌的細胞因子，有助於調控人體的發炎反應，同時有很強的血管修復作用。

C-反應蛋白則是由肝臟細胞在啟動人體修補功能時所產生的特殊蛋白。當身體中有受傷、感染、發炎、組織壞死時，C-反應蛋白即會升高。

二〇一〇年，Kim-Tiu Teng 等人提出了一份針對成人進行的研究報告。他們徵求了四十一位志願者，分別進行一般棕櫚油飲食、氫化大豆油飲食、硬質棕櫚油的飲食實驗。每種飲食法持續五周。

與未氫化的油脂相比，食用氫化油期間，志願者的血液中反映發炎程度的 C-反應蛋白顯著增加了二十三%到二十六%，並因為一直被發炎的身體消耗，抑制發炎的白細胞介素-8降低了十二%。與此同時，志願者血液中的膽固醇總量增加了二十三%。

再來介紹另一個名詞：TGF-β。

TGF-β 是人體中非常重要的免疫調節因子，可以改善過敏性鼻炎、氣喘、異位性皮膚炎、降低身體發炎症狀、修復黏膜、幫助T細胞活化、防禦自由基、維持腸道健康、降低食物性過敏、防禦流感病毒、降低流感的病程等。簡單說，不論是胃腸道、呼吸道、黏膜、免疫力，TGF-β 都是人體中十分重要的角色。

若缺乏 TGF-β，可能導致許多項十分可怕的疾病。

例如乾燥症。別看名字好像很輕鬆，乾燥症是與紅斑性狼瘡同等嚴重的疾病，患者的所有黏膜都不會分泌黏液，所以眼睛沒有淚液、口腔沒有唾液，牙齒少了唾液保護，也會在極短時間內毀壞。

TGF-β 也能抑制導致腎臟纖維化的結締組織生長因子（connective tissue growth factor，CTGF）。它還是神經保護因子，在預防帕金森氏症中扮演了重要角色。

再比如癌症，醫學上發現，癌症的形成與人體的發炎反應有關，而 TGF-β 恰恰是抑制人體慢性發炎的重要因子，同時也能阻止異常細胞發展。

最後，TGF-β 還是保護心血管不被壞膽固醇粥狀硬化的重要因子。

Chun-Lin Chen 等人於二〇一一年發布的報告中，闡述了反式脂肪與乙型轉化生長因子（TGF-β）之間的關係。該研究使用反式脂肪餵食小鼠二十四周後，發現小鼠幾乎全都產生了粥狀動脈硬化。在心臟主動脈中，反式脂肪大大降低了 TGF-β 的保護作用，膽固醇與血管內壁組織的結合大大增加。

氫化的程度決定了產品的硬度，完全氫化的植物油很硬，不易使用，所以台灣食品業二〇一八年以前主要使用的都是「不完全氫化植物油」、「部分氫化植物油」。

二〇一八年後，台灣終於跟上步伐，禁止了不完全氫化植物油的使用。非常值得給予肯定之餘，也是「吃了幾十年才發現有害」的又一明證。

平心而論，若不是媒體大幅報導，我們應該還活在滿是反式脂肪的世界吧。所以說，你我的關注十分重要！

但是，使用完全氫化植物油真的就天下太平了嗎？業界失去了好幫手「不完全氫化植物油」，又該用什麼取代呢？

第一種是調和油，也就是加入一些流質的油類調和。調和油的缺點是會有分層問題，熔點不均勻，使用起來遠不如原本的部分氫化油方便。

而且，部分油品使用了一二五頁講過的棉籽油，基於「所有的化工精煉都不能假定不可能有殘餘（汙染）」、「能吃的原料風險低，不能吃的風險高」。棉籽油製作的調和油也屬於我會避免的油類。

如果是使用「我們本來就會吃」的原料製作的調和油，例如大豆油與棕櫚油製作的混合油，則相對令人放心許多。

很可惜的是，在台灣，食品法規修正速度令人無法抱持期待。到底何時我們才能從成分表中區別調和油的原料呢？

第二種是交酯（interesterification）油。讓飽和的完全氫化油與不飽和油脂（例如沙拉油）交換脂肪酸，製作出熔點均勻的產品。這項技術目前掌握在少數油廠中，也因此非常貴。

此外，酯交換的方式同樣非常「化工」，端看個人能否接受。

例如二〇一五年 Muhammad Imran 的實驗報告中提到的製備方式：

全氫化棉籽油以三種不同的比例混合到菜籽油中，二十五％、五十％、七十五％。將製作的三種樣品放入一〇〇〇CC燒杯中。為了獲得最佳的酯交換反應，將油的一半拿來進行中和並放在六十℃烘箱中，以確保催化劑的良好反應。

對 Grimaldi 等人進行的化學酯交換方法。進行了一些修改。

甲醇鈉做為催化劑（〇．二％）。當樣品的反應溫度達到一二〇℃時，在減壓下加入甲醇鈉並持續攪拌六十分鐘。然後將溫度降至九十℃。加入檸檬酸（二十％）以中和催化劑。並將樣品置於真空環境中以溫水除去過量的檸檬酸和甲醇鈉。用無水硫酸鈉（十五％）除去殘留的水，然後通過濾紙過濾並在六十℃烘箱中加熱。

有很高的機率，這放大規模後，就是工廠的製備方式。

目前為止，這幾種替代方案的研究報告依舊非常非常少。我會抱持觀望且樂觀的心情，觀察後續更多在健康及營養學上的報告，也期待真的能夠以無風險的方式，全面取代部分氫化植物油。

「怪酥酥！可是，沒有奶的奶茶還是很奇怪啊？這樣不算是騙人嗎？」孩子的童言童語把我拉回了現實。

是啊，曾幾何時，很多我們天真地以為理所當然的事，怎麼就在各種利益擁護者的詭辯中，漸漸變得模稜兩可了呢？

# K歪是你的好朋友，也是個好殺手

在眾多有風險的添加物中，又有一項最被廣泛使用的是鹿角菜膠。等等，我怎麼說了「又」呢？

鹿角菜膠使用廣泛的原因，首先當然是「本品可於各類食品中視實際需要適量使用」，其次則是台灣人充分熱愛黏稠的飲料和食物。

比方說，奶油固然香，但若加點鹿角菜膠，變成QQ的鮮奶油，那又更對台灣人的胃口。飲料也是，不管是運動飲料或奶茶，加點鹿角菜膠增加稠度，停留在味蕾上的時間就能延長，好像能把「美味」延續到永恆似的。

也因為廣大「不知者無懼」消費者對於鹿角菜膠的熱愛與支持，當初正當冰為了找一瓶沒有鹿角菜膠的鮮奶油，找來找去只找到一個法國進口的，是當時市面上唯一沒有添加鹿角菜膠的。想尋找沒有鹿角菜膠的優酪乳來開發新產品時，找來找去竟然也只找到一兩個品牌。

全世界鹿角菜膠最大的生產國是菲律賓與印尼。台灣沒有生產，主要靠進口。鹿角菜膠雖然也加進牙膏、洗髮精或人體潤滑劑（對啦就是K歪），但最主要的用途還是食物。

軟糖、甜點、冰淇淋、奶油花、奶昔、乳酪、各種醬汁、煉乳、啤酒、雞尾酒、肉醬、重組肉、各種包裝湯頭……基本上，各種「擱擱」黏黏稠稠的東西，只有你想不到，沒有它不能放。

台灣的鹿角菜膠進口量從二〇〇六年的二十一萬兩千零六十公斤，一路飆升到二〇一九年的五十一萬一千三百二十四公斤，年年增長。十三年來成長了兩百四十一%。（見左頁與下頁圖表）

兩百四十一%，或許就是台灣食品工業化的程度、你我各種添加物攝取量的變化。

鹿角菜膠的「原形」是一種長得像鹿角般分岔的海藻，許多人應該都不陌生，甚至曾在麵店的小菜櫥裡拿過。

如果問你「本來生活在海裡的海藻類，人類拿來吃，是更健康還是更不健康？」——要是大家都和我一樣有個從小對我說「要多吃海帶才不會跟你爸一樣禿頭」的媽媽——你一定會認為，鹿角菜，甚至由鹿角菜提煉的鹿角菜膠，應該也富含各種微量元素，超級健康吧？

**95年～108年**

| 進出口別 | 日期 | 貨品號列 | 中文貨名 | 英文貨名 | 美元(千元) | 重量(公斤) |
|---|---|---|---|---|---|---|
| 進口總值(含復進口) | 95年 | 13023910006 | 鹿角菜膠 | Carrageenan extracted form carrageen | 1,574 | 212,060 |
| 進口總值(含復進口) | 96年 | 13023910006 | 鹿角菜膠 | Carrageenan extracted form carrageen | 1,786 | 223,380 |
| 進口總值(含復進口) | 97年 | 13023910006 | 鹿角菜膠 | Carrageenan extracted form carrageen | 2,473 | 244,046 |
| 進口總值(含復進口) | 98年 | 13023910006 | 鹿角菜膠 | Carrageenan extracted form carrageen | 2,558 | 245,840 |
| 進口總值(含復進口) | 99年 | 13023910006 | 鹿角菜膠 | Carrageenan extracted form carrageen | 2,945 | 257,567 |
| 進口總值(含復進口) | 100年 | 13023910006 | 鹿角菜膠 | Carrageenan extracted form carrageen | 3,238 | 263,301 |
| 進口總值(含復進口) | 101年 | 13023910006 | 鹿角菜膠 | Carrageenan extracted form carrageen | 3,584 | 311,961 |

| | | | | | | |
|---|---|---|---|---|---|---|
| 進口總值(含復進口) | 102年 | 13023910006 | 鹿角菜膠 | Carrageenan extracted form carrageen | 3,713 | 310,160 |
| 進口總值(含復進口) | 103年 | 13023910006 | 鹿角菜膠 | Carrageenan extracted form carrageen | 3,935 | 302,610 |
| 進口總值(含復進口) | 104年 | 13023910006 | 鹿角菜膠 | Carrageenan extracted form carrageen | 3,986 | 324,905 |
| 進口總值(含復進口) | 105年 | 13023910006 | 鹿角菜膠 | Carrageenan extracted form carrageen | 3,728 | 353,885 |
| 進口總值(含復進口) | 106年 | 13023910006 | 鹿角菜膠 | Carrageenan extracted form carrageen | 4,412 | 390,670 |
| 進口總值(含復進口) | 107年 | 13023910006 | 鹿角菜膠 | Carrageenan extracted form carrageen | 5,224 | 390,380 |
| 進口總值(含復進口) | 108年 | 13023910006 | 鹿角菜膠 | Carrageenan extracted form carrageen | 6,759 | 511,324 |

事實上，經過提煉後，這個既沒有味道也沒有營養價值，單純只是提供某種口感的東西，令人意想不到的竟然也充滿風險！

首先是可能和你想像不太一樣的「提煉」。

第一種提煉方法是將洗去沙子和鹽分的鹿角菜在含鹼（氫氧化鈉、苛性鈉或碳酸鈉）的水溶液中熬煮數小時，鹼度愈高，熬煮出來的凝膠將愈強韌。使用哪一種鹼溶液與酸鹼值多少，取決於成品需要的強度。一般來說「才不會手軟呢～」

然後，將已經溶解了鹿角菜的水溶液透過離心法、加壓過濾法，過濾出相對清澈的水溶液後，改用醇沉法，加入異丙醇。所謂的醇沉法就是利用有效物質可溶於乙醇但雜質不溶的特性，將所需物質分離出來。如此一來，異丙醇會讓所有膠質沉澱為凝結物，也就是3,6-脫水半乳糖，鹿角菜凝膠強度的主要來源。

接下來，加壓擠掉異丙醇，使用大量酒精清洗，緊接著回收酒精，將凝結物脫水乾燥，研磨，就是我們看到的鹿角菜膠粉。

另一種製程是冷凍凝膠（gel method）法，前面差不多一樣，不同之處是先準備一大鍋氯化鉀，再擠壓已經鹼洗過好幾次、有點稠稠的鹿角菜泥通過布滿小孔的鋼板。這些泥狀物進入氯化鉀後會形成一條一條麵條狀的穩定凝膠，收集這些「麵條」，再次用大量的氯化鉀清洗以去除水分，然後冷凍，再邊解凍邊離心脫水。

然後再次用氯化鉀清洗，切碎後放入烘乾設備中，蒸發掉最後的水分。

覺得這些方法光是用文字看就不是令人太舒服？我還是那句老話：「不要天真的認為，所有化工製程最後都能把人體不需要或對人體有害的東西分離乾淨。」以上述兩種製程來說，當然都會有殘留，尤其是氯化鉀。要是你對化學小有概念，肯定也知道，對人體來說，苛性鈉或異丙醇或氯化鉀都不是必須且有毒的東西。

然而，這就是早期人們剛開始使用鹿角菜膠時的提煉方式，既費工又費成本，大約只在一九七〇、八〇年代被廣泛使用。

接下來談第二種方法。

和第一種提煉法「把有用成分萃取出來」不同，第二種努力去除無用成分。

將鹿角菜裝在金屬籃子裡，再放入氫氧化鉀（苛性鉀）溶液中加熱兩小時。溶液中的氫氧化物將會滲透到鹿角菜中結合，形成凝結物3,6-脫水半乳糖。

溶劑中的鉀部分會與鹿角菜膠形成凝膠，能防止鹿角菜膠成分溶解在熱溶液中。

當加熱過程完成，溶液被排出時，也會順帶沖洗掉蛋白質、碳水化合物與鹽分。

這時的成品雖然仍有鹿角菜的外型，但已經不是鹿角菜了，把它們鋪在大型水泥平板上曝晒兩天後，即成所謂的鹼處理海藻片，ATCC（alkali treated cottonii chips）是也。

ATCC已經脫水脫重，清理了許多廢物，大量廢水又由原產國自行「消化吸收」，可說是大幅降低了運輸成本，非常符合「已開發食品工業化國」的審美觀，可以開始輸往各國，進行第二步精製做為食品添加；又或者，此階段已能直接加入寵物食品當中。

如果在這個階段研磨成粉，則稱為半精製鹿角菜膠，簡稱SRC（semi-refined carrageenan）。這類製程在一九八〇年後大行其道，不需要昂貴的酒精、異丙醇與回收設備，不需要製作酒精的蒸餾裝置，不需要冷凍凝膠的設備，也沒有任何昂貴的脫水設備。

到底如何精製這些半成品呢？

由於此時的SRC依然帶有鹿角菜的本色，有點黑黑臭臭，因此第一步要先漂白。食品級漂白水，十二%的次氯酸鈉登場！

你問哪裡買得到？喔不是，你是問這個漂白水和洗衣服的有什麼不同？

沒有。沒有不同。

除了有規範用於食品的稀釋倍數，這種漂白水其實就是你家洗衣服的漂白水，頂多就是洗衣服的會再加一些增豔芳香的配方。

真的不必太過驚訝，在屠宰業，好吧，其實不只屠宰業，屠體分切後浸入漂白水池中浸泡以避免滋生細菌本來就是常態。由於歐洲主流的「氣冷殺菌」（藉由低溫冷凍設備殺菌）

會讓屠體的水分流失失重，台灣多半採用能夠增重的「水冷池殺菌」。

總之，鹿角菜膠多做完幾道和上面一樣的鹼洗與美白手術後，用熱蒸氣抑制成品的細菌數（非必須），接著烘乾磨粉，市面上能買到的鹿角菜膠粉就大功告成囉。

憶及過去的飲食習慣，你已經想去「嘔嘔嘔」了嗎？可是故事還只說了一半耶。

我當然也有過剛學著看成分表，對於某些添加物是不是風險很高，就憑個直覺的時期。那時覺得，鹿角菜膠這名字看起來好無害呀。隨手 Google 一下，不就我們吃的麒麟菜嘛！哪有什麼關係？

我和捷妮打從創業以來就晚睡。畢竟還有夜市的攤位，總要等夜市的員工平安下班回家了，我們才能睡得安穩。晚睡傷身體對肝不好什麼的都還是腦後的問題，眼前的問題是：兩三點肚子餓了會出人命！

然後我們有了個很神奇的發現。到底為什麼，台灣滿滿都是永和豆漿呢（扶額）。當時我們輪流住花蓮和北投，一個月吃二十幾次永和豆漿，兩個縣市的永和豆漿都吃遍了，吃到流汗都有豆漿味……後來覺得冷凍的義大利麵應該算是微波起來最不走味的食物了，便常在冷凍庫備一些，拯救每一個望向夜空會看到月如燒餅皎潔的夜晚。

我的胃腸向來很好，但那時我和捷妮的腸胃都不大好，不吃宵夜受不了，吃了也經常胃難過得翻來覆去。起初沒多想，宵夜配胃散過日子，直到有次我突然想起了什麼。

「欸娘子，妳有沒有發現，每次胃痛的晚上，都是吃義大利麵？」我端著一盒冷凍義大利麵問。

「好像是耶！去吃永和豆漿的時候就不會，甚至晚上去吃麻辣燙都不會。」捷妮說。

那時我倆正在開北投分店，白天在店裡忙碌，晚上蝸居在一間租來的五坪小套房。

「不然這樣，我們吃不一樣的，做實驗。你腸胃比較爛，胃痛比較頻繁，等等妳吃義大利麵（被毆），不，我來吃義大利麵，然後我去幫妳買別的娘子別再打了……」

結果那晚吃了不一樣的食物，胃痛的是我。我們又輪流試了好幾天，每次吞胃藥的都是吃義大利麵的那個，唔，絕大部分是我。

那陣子我正在籌備味覺教育課程，經常做食品添加物的功課，某一天赫然發現，看似無害的鹿角菜膠好像對腸胃有些風險。

那個下午我跑去食品原料行，買了一大包鹿角菜膠粉回來，大聲宣布：「今天就是解開謎底的時候了！沒條件做大鼠實驗，大叔實驗我還不能做嗎？」

我隨手泡了一大杯鹿角菜膠水——有夠像某種閨房用品（噁）——用湯匙嘩啦嘩啦全扒下肚，比例什麼的也沒算，大概就是比醬料再濃稠些。吃到後面很噁心還加了糖。

「嗝……靠，比吃兩碗八寶粥還飽。」我吃到快翻白眼。

結果那天晚上我差點送急診，捷妮好幾次拿起了電話。

「不是啊去到醫院要怎麼說？說我吃了一大杯鹿角菜膠嗎？醫生會直接把我送精神科吧……嗚嗚……忍忍應該可以啦，我剛有催吐……好像愈來愈不痛了……」我抱著肚子蜷縮在床上。

隔天我丟了冷凍庫裡所有的義大利麵，連送人都不敢。送仇人有想過但對方可能不會收。

所以，鹿角菜膠到底有什麼問題？

鹿角菜膠到底有沒有害在科學界向來頗富爭議，兩方勢力此消彼漲，比一頁書大戰霹靂狂刀還精采。

狀況大概是一方說：「明明就一大堆研究都證實就是傷腸胃還致癌，你怎麼還是要加呢？」另一方說：「你們做的實驗都有缺陷！都不算數！再說，鹿角菜膠在食品工業中的地位這麼重要，現在禁掉，那替代品呢？要食品工業垮掉嗎？」反正關於添加物的爭議大多長這樣，提出來的反對意見也差不多。

其中最大的爭議點在降解。降解是指有機化合物分子結構中的碳原子數目減少，分子量降低。可以簡單理解為分子結構破碎了，變成了更小的分子。

一九七一年，J Watt 發表了一篇題為〈角叉菜膠誘導豚鼠大腸潰瘍〉的科學報告。他將五％的鹿角菜膠水餵食給豚鼠，預計觀察四十五天。到了第三十天，所有的豚鼠都出現了血便、盲腸、直腸與結腸的多處潰爛。

這個很初期也相對簡單的實驗為人類敲響了警鐘。一九八四年，A A Al-Suhail 等人在《The Histochemical Journal》（組織化學和細胞生物學，是分子組織學和細胞生物學領域同行評審的科學期刊）發表了一篇名為〈降解鹿角菜膠誘發兔結腸炎〉的研究報告。

報告中指出，紐西蘭白兔食用了一％的降解鹿角菜膠僅僅五天後就發現了血便，九周後則誘發了大腸潰瘍。解剖後，此潰瘍症狀遍布整個盲腸黏膜，同時也在直腸與結腸觀察到大面積與分散的潰瘍。潰瘍傷口及周邊呈現了充血、水腫、出血、發炎等症狀。

很難想像這些嚴重的症狀讓兔子多難受，但我相信，這些兔子直到實驗結束被解剖的那一刻，才真正感受到了解脫。

二〇一四年，Shahrul Hisham Zainal Ariffin 等人提出一篇名為〈降解和未降解的鹿角菜膠在人體腸細胞與肝細胞系中的毒性〉的體外研究報告。他們使用鹽酸降解了幾種主要的鹿角菜膠，同時以未降解的鹿角菜膠分別培養 Fa2N-4、人體肝上皮細胞（Hep G2）、人體小腸細胞（FHs 74 Int）、人體小腸上皮細胞（Caco-2）。這些都是人體肝細胞實驗用的人工培養樣本。

結果發現，降解的鹿角菜膠，僅僅幾微克，對四種細胞就產生了ＩＣ50（半數最大抑制濃度）的效果。簡單說就是抑制了肝腸細胞的分裂修補生長等作用。同時對四種細胞顯示出了毒性（細胞死亡）。

與此同時，未降解的鹿角菜膠卻沒有發現任何毒性。

好喔，壞人是降解鹿角菜膠，沒降解的是良民。

相信你也看出了爭議點——鹿角菜膠在胃中遇到也是鹽酸的胃酸後，到底會不會降解？

二〇二〇年，Eduardas Cicinskas 發表了一篇論文，專門針對已經預先降解過的鹿角菜膠與未降解過的鹿角菜膠，進行了一場名為〈鹿角菜膠及其低分子量降解產物的免疫學作用〉小鼠實驗。結果表明，不管是否預先降解，都對小鼠的腸胃巨噬細胞吞噬病菌的能力產生了影響——當然是不好的那種。

二〇一七年，Lulu Fahoum 等人提出一篇名為〈食品用鹿角菜膠：干擾消化蛋白水解和破壞腸道上皮功能的證據〉的報告，實驗方法太學術這裡略過，但結論是：鹿角菜膠可能降低蛋白質與肽的生物可利用性，破壞消化系統的上皮功能，誘發腸道炎症，並有損害消費者健康的可能。

同樣是二〇一七年，Wei Wu 等人在寧波大學發表一篇名為〈鹿角菜膠增強脂多醣誘導的白介素-8分泌，通過刺激 Bcl10 的 -NF-κ 乙通路在 HT-29 細胞和加重Ç.弗氏菌引起的小鼠炎症〉的研究報告。

看標題就知道，研究涉及相當深入的專業領域，但簡單來說，實驗者觀察到，經由細菌誘發腸炎的小鼠，在餵食添加鹿角菜膠的飼料後，與對照組相比，症狀加重了。服用一周後的小鼠有了明顯的體重減輕，飆高的死亡率與結腸潰瘍。

這些實驗中，有些使用已經預先降解的鹿角菜膠，有些不是。

然而，在我這科學門外漢ａｋａ一般消費者的角度來看，鹿角菜膠引發腸炎的「功效」已然如此明確，甚至到了後期，有些研究為了測試藥物，需要擬定人體腸炎與潰瘍的實驗情境，會直接拿鹿角菜膠來誘發實驗動物罹患腸炎……有些報告甚至在發表時直接將此一誘導過程簡化為新名詞「鹿角菜膠潰瘍」（Carrageenen ulceration）。

然而，即便如此，鹿角菜膠在人的腸胃裡到底降不降解，是因為胃酸降解還是因為微生物降解，是降解了十％還是二十％，到底是降解到多小的分子量後才產生了致病性……林林總總，反而是學界目前的爭議所在。

但對我來說，有風險的東西少碰，你添加就別怪我不買，就這麼簡單，沒有爭議。

更何況鹿角菜膠並非沒有替代品，比如洋菜、寒天，在各領域都沒有致病性的研究報告。當然貴很多——相信這也是食品集團負隅頑抗的主要原因。

又如正當冰自己製作冰淇淋，為了迎合台灣人的口感愛好，像正統雪貝那樣沙沙的口感經常得到負評，只好想盡辦法在冰淇淋中添加膠質，比如使用翼豆、秋葵這類天然植物，直接蒸熟打碎，雖然不像鹿角菜膠「性能優異」，一樣能夠有效改變口感。

即便不提在腸胃中引發發炎的「功效」，這裡還有幾篇研究報告可以參考。

一篇二〇二〇年由 Shlomit David 發表，名為〈食品級鹿角菜膠和消費者年齡對乳清蛋白體外水解的影響〉的報告中提到：

「鹿角菜膠在幼兒、成人和老年人等不同條件下，亦不同程度地改變 α-乳白蛋白、β-乳球蛋白和乳鐵蛋白的分解吸收。

「這些分析表明，鹿角菜膠損害了必需胺基酸的生物可利用性（意指影響吸收）。鹿角菜膠可能會減弱乳清蛋白消化。鑑於人類飲食中鹿角菜膠的暴露水平不斷上升，食品製造商和監管機構應考慮到這種影響。」

二〇二〇年，Anton S Tkachenko 等人發布了一篇名為〈半精製鹿角菜膠促進大鼠口服後白細胞中活性氧的產生，但在體外實驗中卻不產生〉的實驗成果，其中提到，以餵食方式，大鼠體內的中性粒細胞、單核細胞、淋巴細胞與白細胞都產生了自由基，並使白細胞死亡。

他們並在二〇二一年又做了一次針對紅細胞的實驗，對象同樣是大鼠，標題為〈食品添加劑 E407a（半精製鹿角菜膠）誘發紅斑性狼瘡的機制與劑量正相關〉。發現大鼠在餵食後，紅細胞內產生了大量自由基，並且誘使紅細胞過度增生。

二〇二一年，Denys Pogozhykh 等人也發布了一篇名為〈食品級半精製鹿角菜膠毒性實驗評價〉的學術報告，同樣發現了大鼠腸道的炎症因子水平提高、白細胞增加、細胞死亡。

這幾份報告說明了：爭就給他們去爭吧。妨礙營養吸收、增加自由基等其他致病風險，已經足以做為你避開鹿角菜膠的理由。

鹿角菜膠是我第一次用「神農嘗百草」的方式，體驗到了一種添加物在報告中提及的風險。原來學術報告離我們這麼近。（喂！）

色素致癌這種風險，我沒有偉人的情操，既不想也很難經年累月吃到中標。就算哪天真的讓我吃出了癌症，「敏那桑～我用身體證明了色素真的會致癌！」，要如此「歡呼」也是做不到的，畢竟，我要怎麼證明自己的癌症是吃色素引起的？無法舉證關聯性，正是所有「非急毒性」毒物的共同特徵，也是許多食品添加物的特徵。

若從這個角度來看，鹿角菜膠真是「善良到有剩」，其他添加物很多都是偽君子，鹿角菜膠則是可愛的真小人。

以前念書時學校舉行的園遊會有種經典飲料叫「心痛的感覺」，一杯一百元，端來是一杯白開水。我很推薦大家花個一百多塊買一包鹿角菜膠回家泡水，嘗試一下「胃痛的感覺」。

附帶一提，已有相關實驗指出，同樣也是增稠作用的食品添加劑羧甲基纖維素鈉對於腸胃道有著與鹿角菜膠相似的「功效」，請大家務必多多留意。

# 很好騙的冰友小妹妹

還在自強夜市擺攤時，我曾經有一段刻骨銘心的豔遇。

「老闆，你最推薦什麼口味？」眼前是個看起來差不多讀高中的小個子女生，還有她另一個同樣清秀的朋友。小個子女生清湯掛麵黑黝黝的短髮，不大不小卻會說話的眼睛，「我腦袋空空喔～」像是在這麼說著，天然呆的氣質讓人印象深刻——我必須說，如果天然呆程度和呆毛數量成正比，這女孩的瀏海會比盧廣仲還厚。

「來花蓮玩嗎？如果是的話，很推薦嘉寶果喔！別的地方都吃不到！」我一如往常的職業推薦。

「好，那我們各要一球。」我熟練地挖好冰淇淋，遞給她們。

「好吃耶！」她與朋友同聲爆出讚嘆。

「真材實料就好吃。」我淡淡地說。

那大概是我剛開始創業約一年的時候。那時剛漲完價，稍微有了利潤，不再是賣一球虧一球。也才剛剛下定決心要把味覺教育當作一輩子的理想來做。

但一切情況依舊不容樂觀。

我非常清楚，要在夜市生存，只能一直維持最低價格。即便如此，和香精色素冰相比，我賣的仍貴得太多了。就算許多朋友願意支持，也只是整個消費者群體裡的一小撮人。

我這一生都不缺女朋友，雖然不至於三天兩頭換，也從不曾腳踏兩條船，但總是每次剛結束一段感情，很快就又有了下一段。那時離開台北到花蓮創業，交往三年的女友因為無法割捨原本的生活圈，分手了。我沒有任何責怪或不滿，畢竟自己選擇了一條風險太高的路。

那大概是我單身最久的一段時光，整整一年多。其實機會從來不缺，怎麼說我也是一八三俱樂部，人長得與強尼戴普又有幾分神似（？），單身正妹冰友一抓一大把，但我卻從來都沒有「出手」。

不為什麼，只因那是我人生中信心崩塌的時期。

資訊業是個變動極快的行業，在資訊業裡的十年，我沒有哪一年不必抱著書學習新技術。離開了資訊業，選了個一點都不相關的餐飲業，離開得愈久，回去的可能就愈小，心裡也愈飄渺。

對比還在業界時的快樂鳥日子，租一層有前後陽台的大公寓，上班騎重機走市民大道，咻一下就到公司。只要負責好專案進度也沒什麼壓力，下了班就摘幾束自己種的香草，泡一杯香草茶，在家陪女朋友抱著貓抽著雪茄捏著紅酒看DVD，不然就改改車、上網買買鏡頭、玩玩音響耳機、搞搞家庭劇院。

假日三五好友一起騎車到山裡兜風，晚上回家料理那塊期待好久的熟成牛排，偶爾兼兼差當當講師，雖不能說名利雙收，也算是輕鬆寫意。

在夜市創業，為了能用最少的代價讓所有人吃到真材實料的食物，每一天都是「檢腸捏肚」。改車？我只有一台裝了大箱子的中古野狼，好載冰到偏鄉發給孩子們。買鏡頭？我連買個做冰淇淋的刮刀都得跑好幾個地方比價。看DVD？每天睡三小時，連AV都沒時間看了還DVD？種香草？有啦，幫小農搶收洛神的時候，算是和蒔花植草勉強搭得上邊。

說實話，看著從六位數就快減到四位數的存款，以及從來沒有更清晰的理想，我連「吃飽一頓飯」都不敢。就算有正妹對我勾手指，也只能笑笑地說：「不好意思我買不起套子。」

即便如此，我還是在每一次做冰的時候，一罐三百元的奶油、一斤一百二十元的草莓，倒得「殺人不眨眼」。

那時的我，除了理想與堅持與強尼戴普的美形（？），什麼都沒有。

第二天，那個像高中生的妹仔又來了，很熱情地問我為什麼在這裡賣冰？大概是覺得我在夜市裡就像雜草裡一朵帶刺的玫瑰般扎眼。

我大概說了些我的故事。

在我的世界裡，有好幾個薩諾斯戴著化工手套，手指一彈，我們這群乖巧的羊群就會捧著羊毛，開開心心地和他們交換「不近在眼前的毀滅」。

我既沒辦法做鋼琢人高高飛起再給他們轟天一擊，也做不到扁食俠那樣直接拿財力來對抗，更沒辦法像奇異果博士般扭轉時空，帶所有人回到過去的美好。

我只能竭盡全力，至少把「過去美好的食物」帶到千瘡百孔的現在；把過去「做食物的時代」，試著蟲洞連結到「做財富的現代」。

我告訴她，或許正因為世界上永遠不會有光鮮亮麗的英雄，於是才有了光鮮亮麗的英雄電影。

第三天，她又來了。

很開心地用一台文青拍立得和我照了兩張合照，送我一張後，拿了照片給我看，說她和朋友在民宿留言本上，滿滿寫下了對我攤位的推薦。

「一定要來吃！你會知道什麼是真正食材的味道！」

「會讓人震驚的口味！老闆很有想法！」大概諸如此類的介紹。

雖然是真的很有想法，但被這樣正面稱讚，連我都有點不好意思起來。

我的內心其實是黑暗的。

如果你問我「全台灣的小蘿莉吃的都是健康安全的食物」和「讓那些曾經毒害台灣的大老闆終於意識到自己多麼惡貫滿盈，下跪懺悔」哪個比較爽，我會毫不猶豫選後者。

我的正義與「對抗」和「制裁」同義。那是一個冷風如刀銳利的峽谷，颳得所有樹木只剩下乾枯的骸骨。那裡是地獄，渴望吞噬所有惡人。

為了這份渴望，我可以吃苦，可以拋棄原本美好的人生，也可以活得人不像人。

但她的內心卻有一個陽光和煦的草原。在帶著草香的微風裡，沒有惡人，所有好事壞事都只是「看法」，也必定都有可以被同理的理由。

慢慢的，我開始想了解她，於是愈聊愈多。

原來她是個基隆女孩，還是個高材生，某國立大學畢業。

才剛在澳洲獨立生活了一年。這次回來台灣，緊接著又要去綠島打工換宿。只是到台東的路上經過了花蓮，經過了我。

一百五十×的身高，卻想成為一位國際廉航的空姐好遊歷世界（梁靜茹有給過她什麼嗎）。很快又要再去一次澳洲，機票也買好了。

還滿令人佩服的。不管南來北往，去花蓮回基隆到台東，都是騎著一台破破爛爛小Q吸，在旅途的風沙中展現過人的毅力。

我想，也許這就是一種美麗的遺憾吧？雖然吸引了我，但終究只是兩條不平行的線。我們差了八歲。不管是人生閱歷或職場經驗，我就像久經沙場的老將，她則像天真爛漫的小象，人象（？）畢竟殊途，就讓這份淡淡的悸動，留在蛋蛋的地方。

就這樣，這件事我也忘了。沒有什麼天天熱線或密切聯絡。就這麼沒人再提。

雖然偶爾對著電腦發文時，我的視線會飄向即可拍上她模糊盛放的笑容。

但我想，那時的我可能有一種殉道者的心情，既然前方的路注定坎坷、既然等待我的不是好日，那就一直一個人就好，沒有人應該陪著自己跳火圈，就算是小象也不應該。

很快，N個月過去了。

她打來了Line，問我：「欸怪酥酥～我要從綠島回來了！會騎車經過花蓮，要一起吃個飯嗎？」

「好啊！」我說。

我沒說的是，第一次放過妳是因為慈悲。第二次妳還來，我都不好意思對自己殘忍了。

那天下午，我們在一間賣簡餐的書店吃了飯。

老房子抖擻著木香，大面積的落地窗，撒下穿過樹葉的光斑……幾隻流浪貓在院子裡慵懶示範正宗貓式，一派歲月靜好。

正愁沒什麼好理由邀約的我發現，她看貓的眼神發出鷹眼般的雷射光。

「我家也有一隻很特別的貓耶，他叫李小貓，要來我家看貓嗎？」

就這樣，單純的女孩落入了名為肉球的魔掌。

我們很快墜入了熱戀（？）。

原本只有幾天空檔的女孩，從一開始說「就在你這裡住幾天吧，我想陪李小貓」，幾天後變成打電話跟她爸說：「我不去澳洲了也先不回基隆了。」

「蛤？怎麼可以這樣？妳的人生規畫不是都計畫好了嗎？」電話那頭我還沒見過面的爸爸暴跳如雷。他曾經是個非常成功的商人，女孩也曾是從不煩惱錢的小公主。

「計畫趕不上擬人化……我在花蓮認識一隻公貓……啊不是，一個男生……也不是，應該說是歐吉桑，談戀愛了。」女孩說。

「蛤!?妳趕快回來，順便把那個歐吉桑帶來！」爸爸氣急敗壞。

後來我們還是正式交往了。電話那頭很可怕的爸爸，見了面聽了我想做的事後，反而成了最堅定的支持者。

雖然一個人吃飯變成兩個人，但許多吃過冰的客人口耳相傳，夜市生意漸漸好了起來。

雖然活在連內褲穿破都不捨得買的窮困中（我那時發文講過這件事），但女孩絲毫沒有猶豫的接受了這樣的日子、接受了我風風火火的做事風格、接受了我每天不務正業發文「不要再吃添加物了！」然後到處筆戰、接受了我眼裡只有工作與「改變社會！」。接受了沒有約會、沒有浪漫、沒有新衣、沒有大餐。

我們同居在一間五坪小套房，一起出門擺攤，一起去偏鄉送冰，一起照顧我們的老貓。

大半年以後，她告訴我：「跟你說個好消息喔，你的戶頭沒有再減少了，還有增加喔！」

「咦?怎麼可能!有多少了？」我問。

「有六萬了喔！」她驕傲地說。

「那我們開店！」

「蛤!?」

認識她以前，小黑貓的事件就已經發生了。那是當時我心中最大的缺憾。

「開一家小冰店，滿地都是中途貓」成了我心中一直不停追逐的景象。

「我們只有六萬耶！」女孩擔心的說。

「可是很多事情如果不憑著一股衝動去做，一輩子就不會做了。」我其實也明白女孩的擔憂。

「但六萬不可能啊！店租兩三萬，押金再兩個月，還要裝潢買桌椅餐具設備，怎麼可能？」

「我還是想做，一天都等不了。如果失敗了，我就回去上班。不過要是可以做起來，我們就能為那些浪貓做很多事。」我試著說服女孩。

「……好，我支持你，希望嘿嘿嘿會保佑我們。」女孩也被我感染了。

我們真的開始了找店面的籌備。

店租要在兩萬以下，這樣六萬才夠支付首月與兩個月押金；要有一樓店面和樓上我們的起居空間，才能省掉套房的租金。我們找了很久很久。

騎著小摩托車，我們一間又一間店面看，統統租不起。

一直到最後，才在朋友幫忙下找到了正當冰在中福路那間店面，租金一萬八。

雖然這麼說對房東有點不好意思，但當時真的和鬼屋沒兩樣。

簽好約付掉了五萬四千，我們所有的存款只剩下六千元。

「還要裝潢吧？只剩這麼一點錢了，買桌椅回來直接開賣嗎？好像也不夠……」女孩不安地問。

「六千絕對不夠的，我自己做好了。」我對女孩說。

於是，整間店的裝潢都由我一手包辦。

我在網路上學鐵管家具的做法、學怎麼拌矽藻土做牆的塗料、學怎麼對天花板噴漆、學怎麼做木料表面處理。

我向以前是水電的老爸借各種工具、跟朋友借空壓機和噴槍，所有的工具都到處籌措。為了不吵到鄰居，每天上午十點開始工作，晚上七八點關停所有機器改用手工。直到晚上十一點，直到完全抬不起手來。

接著打開電腦，繼續尋找明天進度需要的教學，有時候看著看著才驚覺，窗外已透進蒼白的晨光。

房子裡什麼都沒有。在這間「店面」裡，我們沒有家具、沒有熱水器、也沒有錢。我有時甚至直接睡在一樓工地裡自己做好的桌子上。（自己做的桌子真的超耐用，開店九年現在還在用喔，大家吃冰的桌子就是我以前的床）

女孩每天自己去夜市擺攤到十一、十二點，把大概一兩千的營收交給我。幾個小時後，我再拿到五金行換回裝潢的材料，就這樣緩慢進行著店面的裝潢。

期間有許多好朋友，包括熟客詹姆士、《人本》雜誌採訪過我的年輕記者昀修和他媽媽、前面提過的溝通師冰友與她的好朋友們，還有好多好多路過就進來幫忙的好朋友。

記得詹姆士有天跑來「店面」，問道：「ㄚ你睡哪裡？」

「這裡啊！」我指著桌子。

「ㄚ你發文在哪裡打電腦？」

「三樓地板上啊！」我說。

「洗澡哩？」

「有力氣就燒熱水，沒力氣就洗冷水。」我回答。

「ㄚ你女朋友勒？」

「一樣啊！」

「幹你這樣怎麼行啦！」詹姆士一把把我抓過來，「走走走來我家！」

他款了一大堆桌子椅子床墊熱水器，順便把箱車也借給我，甚至和我一起搬到店面，我們也才總算過得比較不像「非法入侵空屋的流浪漢」。

昀修媽媽是賣燒臘的，手藝驚人好。他們家也不是非常好過，這位偉大的媽媽靠著一個燒臘攤，獨力將幾個小孩拉拔長大。

自從她兒子昀修採訪了我，自從他回家和他媽媽說了「我們家附近有一個神經病，說要和化工食物對抗」的故事後，她經常帶燒臘來給我們吃，有時候還會附上自家煮的米飯與一些配菜。這對於當時營養嚴重不良的我們來說，除了是支撐我們走下去的力量，也是熱量。

某一天，一輛二十噸的搬家貨車停在了店門前，我還在想到底是誰家要搬家，昀修媽媽就從車上跳了下來。

「老闆～我知道你們開店會需要用到這些。」車上是好幾台白到發亮的冰箱。

「都不是新的，都是我家的，但我和昀修都洗乾淨了。」昀修媽媽臉上堆滿了笑容。開車的大哥幫我們一一卸下車後說：「那我車就先開回車行了，這樣算半天喔。」
「阿姨！你還雇車嗎？」我驚訝地問。
「三八，不然怎麼搬來？」昀修媽媽不改笑容的說。
最後是阿龜和他的朋友。
差不多的劇情，他們叫了計程車，每個人手上都扛了一大箱東西。
「這個！杯子、玻璃碗、盤子！」阿龜氣喘吁吁地放下手上的大箱子。
「還有這個！招牌！」另一個朋友開了私家車，扛了一樣大東西來，「你只要把面換掉就可以用了！」
「開飲機！你總要賣熱的飲料吧？」另外兩個朋友合力扛了一台全白鐵的大傢伙進來。
「你們怎麼會有這些？」我驚訝地問。
「我們很喜歡的一家店倒了，你應該不介意收倒店貨啦哈哈，我們全部都收購來了！還有櫃檯喔，明天會送來。」
當年的鍋碗瓢盆摔破了好幾輪，但現在正當冰花蓮五角店的櫃檯，仍然是當初朋友們集資送的那一座。

如果沒有這些朋友——他們原本只是支持我的理念、萍水相逢的客人——我的第一家店根本開不起來。

當然，還有每個禮拜幫我看病調養身體的向元、不收錢幫忙做木工的谷拉斯、出賣自己年輕力壯肉體，幫忙做工扛重的金都與尚豪，還有太多太多族繁不及備載的「客人朋友」，為了行文順暢此處無法一一提及。

但其實最辛苦的，是那個女孩。

她一個人，每一天，都扛著一桶一桶五六公斤的冰淇淋，用保鮮膜封好，再放到她小小的機車上。再一桶一桶用她小小的身體扛進冰箱裡補貨。要知道，「當時」她只有四十×公斤……

那時候是一月，她還要煮燒仙草。一個人扛著高度到腰的大鍋，倒著熱騰騰的仙草，三天兩頭就被蒸氣燙傷。

一個人，在冷冷的天氣裡叫賣。一個人，在漆黑的子夜後回家面對空蕩蕩的房間與工作狂男友……就好像自己只是賺錢的工具一樣，到底為什麼要承受這些呢？

到底為什麼要這麼相信我呢？

為什麼要這麼相信我承諾的未來會來呢？

三個月後，新店開張了。我直接病倒，在床上足足躺了一個月。

女孩依舊扛下了我的夢想，用著沒有管理經驗還超老實的大腦，處理著從來沒有處理過，關於一家店的柴米油鹽醬醋茶。

在女孩手上，這家店真的發揮了它一開始被寄託的願景，送出了一百多隻貓。雖然不是多傲人的數字，但每隻貓都健健康康地生活在幸福的家庭裡。每一隻貓，都是我們從小養大，自己餵奶，像孩子一樣拉拔，像焦急父母一樣跑醫院。

每一隻貓的新爸媽，都是我們認認真真懇談再親手送到新家，噙著淚對著牠們揮手：「掰掰！趕快忘了我們，要認真撒嬌才會得人疼喔！」

九年多了，風風雨雨。正當冰被攻擊也被抹黑過。我們曾陷入無盡的黑暗低潮，自問所做的每一件事都問心無愧，為什麼會有這樣的遭遇？也曾無數次想放棄，遠離這些。

每一次，都是女孩牽起我的手，告訴我，沒關係，我們不急著辯解，只要好好做好自己，會被理解的。

我的個性又臭又急，還是個典型的完美主義者，總是對她有超高要求。好多次她都氣得想離開我，想想貓咪，想想我就不是個正常人，最後還是忍了。

因為曾經嚴重腦震盪，我有很嚴重的順行性失憶，很容易連昨天的事也想不起來，因此經常說出一些不可理喻的話。她還是忍了。

創業至今，我們不知道什麼叫「好日子」，沒有出國玩過，到外地住個一兩天民宿就是最奢侈的休閒。沒有一天的工作屬於低強度、沒吃過一次燈光美氣氛佳的燭光晚餐。我是一個不知道浪漫怎麼寫的人，一點點粉紅泡泡就會渾身不自在，千禧年後難得一見的老派男人。

但她沒有怨言。

每一個人的人生都是一個好長的故事，也都有非常精采的部分。

生活的步調正愈來愈快。人類無法延長自己的壽命到滿意的程度，只好在有限的生命裡不停奔跑、不停壓縮時間。

誰都很難靜下心來，傾聽每一個人的故事、每一件事的動機。

也因此，我們經常被誤會。

很多人不理解為什麼正當冰的價錢是這樣？口味為什麼和超市的不一樣？為什麼就是沒有那麼綿密？

我為什麼非得一直說添加物的不好「擋人財路」？為什麼要呼籲勞權？我也是個資方，呈現的這些是裝的吧？演的吧？既然覺得化工食品好賺，怎麼不悶聲跟著一起賺呢？

我是個很逞強的人，沒有人看出，這些話都讓我熱切的心愈變愈冷。

只有那個女孩，她會告訴我：「嘿，有好多朋友在支持我們耶，你忘了我們最初為什麼做正當冰了嗎？」

我發現，我不必害怕忘了初心。女孩就是我的初心。只要她在身邊，我每天都能粗心。

（喂！）

指出法規落後時，我得罪了政權。

指出添加物不好時，我得罪了財團。

指出各項成本差異時，我得罪了各界老闆。

我並沒有一個班叔叔給我勇氣，或有一件刀槍不入的扁食俠戰衣。我是一個認真的人，不管來的人是公關公司還是把我視為競爭對手的人。網路上的每句話、每個批評，我都認真看待。所以這幾年我想的都是放棄，想著就安安靜靜賣冰吧，反正吃到的人自然會懂。

但心裡那個聲音卻從沒一天放過我：「你不是想要改變社會嗎？你不是想要阻止食品工業化這輛列車載著台灣人衝向萬丈深淵嗎？像『躊躇人』（台）那樣拉緊蜘蛛絲，扯裂自己的身體也要把這輛火車停下來嗎？」

那是年輕時充滿熱血的我的聲音。就算我的身體正在老去，記憶衰退老眼昏花。心裡那個聲音沒有憐憫，一點也不想放過我。

動筆寫這本書曾讓我萬分猶豫。

我又要把自己綁到箭靶上了嗎？

連理解兒子如母親，都會認為曾參殺了人。

我又有多少信任的資本，能在被群起圍攻之下走下去？在大家都很喜歡懶人包的今天？

這時，女孩成了我心裡最後一個一定要保護的人。

我問她：「真的要寫書來揭發這些嗎？」

她說：「做你心裡想做的，我會一直支持你。你不是一直說，對的事就去做嗎？」

女孩現在變成了我太太。

結婚那天，我們去了戶政事務所登記，我因為連日勞累，坐在後面的候位區睡著了。整個過程就像是補辦身分證那樣，稀哩呼嚕，等我醒了，已經成了已婚人士。

我們沒有新房、沒有典禮。為了有一點點結婚的感覺，她花了三四千元買了兩個組合式五斗櫃，把臥房裡的東西收拾乾淨，這就是我們的「新房與結婚典禮」。

在一起好久好久，她也從高中生外貌，變成了還算有點少女感的歐巴桑。外號從小卯迷變成了海豹大人。

我說我寫書要去外婆家閉關，一兩個月吧，她說：「交給我，你回來正當冰不會爆炸啦。放心！」

然後再次一肩扛下所有經營工作。

閉關到一半時，她來外婆家看我。

非常明理的外婆對我說：「啊哪有人像你這樣，娶老婆只有登記，也沒辦桌也沒聘金？」

我開玩笑說：「我將才啊！人家爸爸看了喜歡啊就不用聘金。」

「里吼，你這樣虧欠人家太多。哪一個女孩子不希望結婚有個典禮，梳妝打扮得漂漂亮亮？」阿嬤很憐惜的看著女孩說：「你們吼，現在日子也沒有以前那麼艱苦了吧，不然妳至少也替自己買幾件漂亮衣服。如果不捨得花錢，阿嬤給妳錢妳去買一些水衫好否？阿嬤老了走不動了，不然阿嬤就帶妳去買……」

女孩只是笑笑，用超蹩腳的台語回答：「阿嬤沒要緊啦！我們每天做的都是好事，心裡都很開心，外表怎樣不重要啦！」

女孩一直都是這樣。一直脂粉未施、一直穿著剛認識我時差不多的那些衣服。即便時光已經過去了十年，她還是十年前的那個她，一點沒變。

我也還是那個嘴秋的我，一天到晚虧她，她卻一點也不在意。有時候虧得夠高級夠好笑，她笑得比我還爽。

有時候我會想，如果不是遇見了這個女孩，我如今會過著怎樣的生活？正當冰會在嗎？貓咪會幸福嗎？我會幸福嗎？我籌得出聘金嗎？（被毆）

然而，女孩是否覺得幸福，從沒有人問過她。

寫下這篇的此時，她就快要生日了，她卻不愛任何物質的東西。

我從沒想過創業十年了，自己還是一文不名，一樣什麼也給不了。

我只能寫下這篇文章，告訴妳，我並不是如外表所見的對妳什麼都不懂，什麼都沒有感受，只知道工作。

我想說，謝謝老天，讓我遇見妳。

妳有多恨這個老天，我就有多感謝。

# 參考資料


**真心虧大冒險**

・二〇一一年台灣塑化劑事件，參考中文維基百科。

**香料、香精傻傻分不清**

・丁二酮，參考中文維基百科。

・R. Abifadel, P. Mortureux, M. Perromat, G. Ducombs, A. Taier. "Contact sensitivity to flavourings and perfumes in atopic dermatitis". *Contact Dermatitis*, Volume 27, Issue 1. January 1992. Pages 43-46.

・G Kanny, R Hatahet, D A Moneret-Vautrin, C Kohler, A Bellut. "Allergy and intolerance to flavouring agents in atopic dermatitis in young children". *Allergie et Immunologie* (Paris). 1994 Jun; 26(6): 204-6, 209-10.

・香草醛，參考英文維基百科。

**不關心，會造成嚴重的社會問題**

・張雅惠，〈糖尿病盛行：為何台灣糖尿病人口持續增加？〉，hello 醫師網，二〇二一年十一月二十六日。

・《社團法人中華民國糖尿病衛教學會二〇一九糖尿病年鑑》

・Kasper W. ter Horst, Mireille J. Serlie. "Fructose Consumption, Lipogenesis, and Non-Alcoholic Fatty Liver Disease". *Nutrients*. 2017 Sep; 9(9): 981.

・磷酸化，參考中文維基百科。

- 肝醣，參考中文維基百科。
- 肝醣儲積症，參考〈罕病分類與介紹〉，財團法人罕見疾病基金會。http://www.tfrd.org.tw/tfrd/rare_b/view/id/28
- 三磷酸腺苷，參考中文維基百科。
- 腺苷脫氨酶，參考中文維基百科。
- 〈痛風是因多吃普林？是果糖!?〉，ＣＦＨ健康知識網，二〇一一年二月十一日。
- Hyon K. Choi, MD, DrPH; Walter Willett, MD, DrPH; Gary Curhan, MD, ScD. “Fructose-Rich Beverages and Risk of Gout in Women”. *JAMA*. 2010; 304(20): 2270-2278.
- 一氧化氮合酶，參考中文維基百科。
- 蔗糖，參考中文維基百科。

**正當冰的七段味覺**

- 味覺圖，參考中文維基百科。
- 〈吃太鹹小心傷腎、傷心！「六大陷阱食物」吃起來不鹹但都藏高鈉〉，《常春月刊》，二〇二一年一月二十二日。
- 早安健康編輯部，〈乳酸：細胞間隙酸水累積，身體缺氧的惡性循環〉，早安健康，二〇一八年六月二日。
- 陳衍達，〈那些QQ的食物和不該出現的添加物「順丁烯二酸酐」——這就是所謂Q彈的代價？（下）〉，行政院環境保護署毒物及化學物質局，二〇一七年十一月三十日。
- 陳衍達，〈珍珠變Q變硬的祕密：順丁烯二酸化學澱粉——這就是所謂Q彈的代價？（上）〉，行政院環境保護署毒物及化學物質局，二〇一七年十一月二十八日。
- 二〇一三年台灣毒澱粉事件，參考中文維基百科。
- 蘋果酸，參考中文百科。

## 為什麼你應該遠離添加物


- Jim Stevenson. "Major study indicates a link between hyperactivity in children and certain food additives". University of Southampton. 2007 Sep.
- H H Rea, R Scragg, R Jackson, R Beaglehole, J Fenwick, D C Sutherland. "A case-control study of deaths from asthma". *Thorax*. 1986 Nov; 41(11): 833-9.
- S Acero, A I Tabar, M J Alvarez, B E Garcia, J M Olaguibel, I Moneo. "Occupational asthma and food allergy due to carmine". *Allergy.* 1998 Sep; 53(9): 897-901.
- A I Tabar, S Acero, C Arregui, M Urdánoz, S Quirce. "Asthma and allergy due to carmine dye". *Anales del sistema sanitario de Navarra*. 2003; 26 Suppl 2:65-73.
- 胭脂蟲紅，參考華人百科。
- 蟲紅，參考百科知識。
- 〈星巴克用胭脂蟲提取物加色　專家稱令哮喘者過敏〉，環境資訊中心，二〇一二年四月八日。
- 胭脂紅，參考中文維基百科。
- 胭脂蟲，參考中文維基百科。
- 葉綠舒，〈胭脂紅是怎麼來的？〉，泛科學，二〇一四年十月三日。
- L. Eugene Arnold, Nicholas Lofthouse, Elizabeth Hurt. "Artificial Food Colors and Attention-Deficit/Hyperactivity Symptoms: Conclusions to Dye for". *Neurotherapeutics*. 2012 Jul; 9(3): 599-609.
- 我是角色，《別讓生活中的隱藏毒素危害你的健康》，漢宇國際，二〇一三年一月，第二十二頁。
- 吳家誠，〈這些色素，你吃下肚了嗎？〉，鳴人堂，二〇一四年八月二十二日。
- S Voltolini, S Pellegrini, M Contatore, D Bignardi, P Minale. "New risks from ancient food dyes: cochineal red allergy". *European Annals of Allergy and Clinical Immunology*. 2014 Nov; 46(6): 232-3.


## 雙胞胎的故事


- Alaina B. Jose-Miller, Jennifer W. Boyden, Keith A. Frey. "Infertility". *American Family Physician*. 2007 Mar 15;

75(6): 849-856.
- 彭幸茹，〈台灣每七對夫妻就有一對不孕！最新研究：三成子宮內膜異位者體內塑化劑偏高〉，Heho 健康網，二〇二〇年四月十日。
- 棉籽油，參考中文維基百科。
- Ivana Cristina N. Gadelha, Nayanna Brunna S. Fonseca, Silvia Catarina S. Oloris, Marília M. Melo, Benito Soto-Blanco, "Gossypol Toxicity from Cottonseed Products". *The Scientific World Journal*. vol. 2014, Article ID 231635, 11 pages.
- "Twenty Facts about Cottonseed Oil". National Cottonseed Products Association. 2002.

## 為什麼店裡有貓？

- 已滅絕動物列表（近現代），參考中文維基百科。

## 法規上看起來最安全的添加物：色素

- 楊久瑩，〈藍色一號食品添加物　七成國人過敏〉，《自由時報》，二〇〇八年十月二十五日。
- Toyohito Tanaka, Osamu Takahashi, Akiko Inomata, Akio Ogata, Dai Nakae. "Reproductive and neurobehavioral effects of brilliant blue FCF in mice". *Birth defects research. Part B, Developmental and reproductive toxicology*. 2012 Dec; 95(6): 395-409.
- H Ashida, T Hashimoto, S Tsuji, K Kanazawa, G Danno. "Synergistic effects of food colors on the toxicity of 3-amino-1,4-dimethyl-5H-pyrido[4,3-b]indole (Trp-P-1) in primary cultured rat hepatocytes". *Journal of Nutritional Science and Vitaminology* (Tokyo). 2000 Jun; 46(3): 130-6.
- 艾美氏試驗，參考中文維基百科。
- Athanasia Liakopoulou, Arnost B Vilim, Dennis V C Awang. "Preparation and Immunological Properties of a Brilliant Blue-Protein Conjugate". *Journal of Food Protection*. 1981 Jul; 44(7): 524-526.
- W. H. Hansen, O. G. Fitzhugh, A. A. Nelson, K. J. Davisab. "Chronic toxicity of two food colors, Brilliant Blue FCF

and Indigotine". *Toxicology and Applied Pharmacology*, Volume 8, Issue 1. January 1966, Pages 29-36.

- W A Mannell, H C Grice, M G Allmark. "Chronic Toxicity Studies on Food Colours: V. Observations on the Toxicity of Brilliant Blue FCF, Guinea Green B and Benzyl Violet 4B in Rats". *Journal of Pharmacy and Pharmacology*, Volume 14, Issue 1. September 1962, Pages 378-384.
- Fast Green FCF，參考英文維基百科。
- 固綠ＦＣＦ，參考中文維基百科。
- Johannes A. van Hooft. "Fast Green FCF (Food Green 3) inhibits synaptic activity in rat hippocampal interneurons". *Neuroscience Letters*, Volume 318, Issue 3. 1 February 2002, Pages 163-165.
- Ashok Kumar Giri, Tara Shankar Banerjee, Geeta Talukder, Archana Sharma. "Effects of dyes (Indigo Carmine, Metanil Yellow, Fast Green FCF) and nitrite in vivo on bone marrow chromosomes of mice". *Cancer Letters*, Volume 30, Issue 3. March 1986, Pages 315-320.
- Esra Kus, Halil Erhan Eroglu. "Genotoxic and cytotoxic effects of Sunset Yellow and Brilliant Blue, colorant food additives, on human blood lymphocytes". *Pakistan Journal of Pharmaceutical Sciences*. 2015 Jan; 28(1): 227-30.
- B H Ershoff. "Effects of diet on growth and survival of rats fed toxic levels of tartrazine (FD & C Yellow No. 5) and sunset yellow FCF (FD & C Yellow No. 6)". *The Journal of Nutrition*. 1977 May; 107(5): 822-8.
- Fatma Çolakoğlu, Muhammet Lütfi Selçuk. "Effects of Sunset Yellow FCF on Immune System Organs During Different Chicken Embryonic Periods". *Journal of Veterinary Research*. 2020 Oct 15; 64(4): 597-607.
- 日落黃，參考中文維基百科。
- R E Desmond, J J Trautlein. "Tartrazine (FD & C yellow #5) anaphylaxis: a case report". *Annals of Allergy*. 1981 Feb; 46(2): 81-2.
- 檸檬黃：加拿大藥物中的潛在危險染料。
- M E MacCara. "Tartrazine: a potentially hazardous dye in Canadian drugs". *Canadian Medical Association Journal*. 1982 Apr 15; 126(8): 910-4.
- S D Lockey Sr. "Hypersensitivity to tartrazine (FD&C Yellow No. 5) and other dyes and additives present in foods

and pharmaceutical products". *Annals of Allergy*. 1977 Mar; 38(3): 206-10.
- 檸檬黃，參考中文維基百科。
- 胭脂紅，參考中文維基百科。
- Laurel Curran. "Food Dyes Linked to Cancer, ADHD, Allergies". Food Safety News. July 8, 2010.
- Gavin Van De Walle, MS, RD. "Red Dye 40: Safety, Side Effects, and Food List". Healthline. April 29, 2020.
- Becky Bell, MS, RD. "Food Dyes: Harmless or Harmful?" Healthline. January 7, 2017.
- Gupta R, Ranjan S, Yadav A, Verma B, Malhotra K, Madan M, Chopra O, Jain S, Gupta S, Joshi A, Bhasin C, Mudgal P. "Toxic Effects of Food Colorants Erythrosine and Tartrazine on Zebrafish Embryo Development". *Current Research in Nutrition and Food Science*. 2019; 7(3).
- Farah Maria Drumond Chequer, Vinícius de Paula Venâncio, Maria de Lourdes Pires Bianchi, Lusânia Maria Greggi Antunes. "Genotoxic and mutagenic effects of erythrosine B, a xanthene food dye, on HepG2 cells". *Food and Chemical Toxicology*, Volume 50, Issue 10. October 2012, Pages 3447-3451.
- 腫瘤壞死因子-$\alpha$，參考中文維基百科。
- 赤蘚紅，參考維基百科。
- Jhoanna Robinson. "Allura red AC sources, health risks". Naturalpedia. October 03, 2017.
- L. Eugene Arnold, Nicholas Lofthouse, Elizabeth Hurt. "Artificial Food Colors and Attention-Deficit/Hyperactivity Symptoms: Conclusions to Dye for". *Neurotherapeutics*. 2012 Jul; 9(3): 599-609.
- B Bateman, J O Warner, E Hutchinson, T Dean, P Rowlandson, C Gant, J Grundy, C Fitzgerald, J Stevenson. "The effects of a double blind, placebo controlled, artificial food colourings and benzoate preservative challenge on hyperactivity in a general population sample of preschool children". *Archives of Disease in Childhood*. 2004 Jun; 89(6): 506-11.
- Donna McCann, Angelina Barrett, Alison Cooper, Debbie Crumpler, Lindy Dalen, Kate Grimshaw, Elizabeth Kitchin, Kris Lok, Lucy Porteous, Emily Prince, Edmund Sonuga-Barke, John O Warner, Jim Stevenson. "Food additives and hyperactive behaviour in 3-year-old and 8/9-year-old children in the community: a randomised, double-blinded,

placebo-controlled trial". *Lancet*. 2007 Nov 3; 370(9598): 1560-7.
- Diksha Bhatt, Krati Vyas, Shakuntala Singh, P. J. John, Inderpal Soni. "Tartrazine induced neurobiochemical alterations in rat brain sub-regions". *Food and Chemical Toxicology*, Volume 113, March 2018, Pages 322-327.

**小農的故事**

- 孔德廉、張良一、陳青琳、蕭名宏、蕭有志，〈髒工廠的告白！頂番婆電鍍汙染農地專題〉，上下游新聞，二〇一七年八月二十一日。
- 學甲爐渣／爐碴事件 https://g0v.hackmd.io/@kiang/xuejia-steel-slag
- 王介村、許政俊、溫正衡，〈爐渣偷埋農地　疑遭汙染米恐吃下肚〉，公視新聞網，二〇一五年十月二十八日。
- 〈恐怖　四萬公斤爐渣米疑下肚〉，蘋果新聞網，二〇一五年八月十五日。
- 林怡均，〈六〇〇〇家農地違章工廠可就地合法，取得特登繳納回饋金，並需加裝光電板〉，上下游新聞，二〇二一年五月十日。
- 心樸小學堂，〈什麼是有機、無毒、自然農法〉，心樸市集，二〇一六年十一月二十二日。
- 農產品批發市場交易行情站：https://amis.afa.gov.tw/main/Main.aspx
- 蔡佳珊，〈農藥快篩「生化法」快速便宜，但八成農藥驗不到，如何保障食安？〉，上下游新聞，二〇一八年九月十九日。
- 主力農家所得調查結果：農業統計資料查詢，行政院農業委員會。https://agrstat.coa.gov.tw/sdweb/public/book/Book.aspx
- 國勢普查處農業普查科，〈一〇四年農林漁牧業普查總報告統計結果〉，行政院主計總處，二〇一七年十一月十五日。
- 社企流，〈認真檢視吃下肚的真相〉，《讓改變成真：台灣社會的新關鍵報告》，聯經出版公司，二〇一六年四月。
- 〈果實類農產生產指數（基期年 105）（105 年＝100）〉https://agrstat.coa.gov.tw/sdweb/public/inquiry/

InquireAdvance.aspx
- 糧食自給率，參考中文維基百科。

## 那些說只要不過量攝取就ＯＫ的傢伙

- 半數致死量，參考中文維基百科。
- 一日可接受攝取量，參考中文維基百科。
- 蔡文仁、洪培豪、潘吉豐、吳志仁、陳逸洲、陳漢湘，〈巴拉刈中毒的治療新進展〉，《內科學誌》，2013: 24: 48-63。
- 林慧貞，〈何謂劇毒農藥？農藥懶人包 Part 2〉，上下游新聞，二〇一五年十一月十九日。
- Meriel Watts PhD. *Paraquat*. Pesticide Action Network Asia and the Pacific. 2011.
- 鄒家彥，〈黑心油攤了個ＧＭＰ，緊跟著來了個食策會，你猜業者是怎麼能這樣一手遮天的？〉，公民報橘，二〇一四年十月十六日。
- 李逸平，〈食安事件與公關危機：頂新味全如何另闢戰場，掌握食安話語權？〉，關鍵評論網，二〇二一年八月五日。
- Luana Carolina Alves Feitosa, Patricia Da Silva Rodrigues, Adson Storck Da Silva, Alessandro De Oliveira Rios & Florencia Cladera-Olivera. "Estimate of the theoretical maximum daily intake of Sunset Yellow FCF by the Brazilian population". *Food Additives & Contaminants: Part A*. Volume 34, 2017 - Issue 5. Pages 687-694.
- A. Husain, W. Sawaya, A. Al-Omair, S. Al-Zenki, H. Al-Amiri, N. Ahmed & M. Al-Sinan. "Estimates of dietary exposure of children to artificial food colours in Kuwait". *Food Additives & Contaminants*. Volume 23, 2006 - Issue 3. Pages 245-251.
- K.Y.W. Lok, Y.W. Chung, I.F.F. Benzie & J. Woo. "Synthetic colourings of some snack foods consumed by primary school children aged 8–9 years in Hong Kong". *Food Additives & Contaminants: Part B*. Surveillance. Volume 4, 2011 - Issue 3. Pages 162-167.
- Sumita Dixit, S.K. Purshottam, S.K. Khanna & Mukul Das. "Usage pattern of synthetic food colours in different

states of India and exposure assessment through commodities preferentially consumed by children". *Food Additives & Contaminants: Part A*. Volume 28, 2011 - Issue 8. Pages 996-1005.

- Friederike Diouf, Katharina Berg, Sebastian Ptok, Oliver Lindtner, Gerhard Heinemeyer & Helmut Heseker. "German database on the occurrence of food additives: application for intake estimation of five food colours for toddlers and children". *Food Additives & Contaminants: Part A*. Volume 31, 2014 - Issue 2. Pages 197-206.

## 迷死人的焦糖色

- Claudia Schlee, Mariya Markova, Julia Schrank, Fanette Laplagne, Rüdiger Schneider, Dirk W. Lachenmeier. "Determination of 2-methylimidazole, 4-methylimidazole and 2-acetyl-4-(1,2,3,4-tetrahydroxybutyl) imidazole in caramel colours and cola using LC/MS/MS". *Journal of Chromatography B*. Volume 927, 15 May 2013, Pages 223-226.
- 〈焦糖色素〉，一〇四年四月二十日部授食字第 1041900582 號公告。
- S. J. P. Gobin, R. F. Legg, A. J. Paine, J. A. Phillips. "The effect of 2-acetyl-4-tetrahydroxybutylimidazole on lymphocyte subsets in peripheral blood of the rat". *International Journal of Immunopharmacology*. Volume 11, Issue 8, 1989, Pages 937-946.
- S. J. P. Gobin, J. A. Phillips. "Immunosuppressive effects of 2-acetyl-4-tetrahydroxybutyl imidazole (THI) in the rat". *Clinical & Experimental Immunology*. Volume 85, Issue 2. August 1991. Pages 335-340.
- Mostafa Norizadeh Tazehkand, Mehmet Topaktas & Mehmet Bertan Yilmaz. "Assessment of chromosomal aberration in the bone marrow cells of Swiss Albino mice treated by 4-methylimidazole". *Drug and Chemical Toxicology*. Volume 39, 2016 - Issue 3. Pages 307-311.
- 李斯特菌，參考中文維基百科。
- 旋毛蟲，參考中文維基百科。
- Geert F. Houben, André H. Penninks, Willem Seinen, Joseph G. Vos, Henk Van Loveren. "Immunotoxic Effects of the Color Additive Caramel Color III: Immune Function Studies in Rats". *Fundamental and Applied Toxicology*. Volume

20, Issue 1, January 1993, Pages 30-37.
- 暴露評估，參考中文維基百科。
- T. Fierens, M. Van Holderbeke, C. Cornelis, G. Jacobs, I. Sioen, M. De Maeyer, C. Vinkx, G. Vanermen. “Caramel colour and process contaminants in foods and beverages: Part II – Occurrence data and exposure assessment of 2-acetyl-4- (1,2,3,4-tetrahydroxybutyl) imidazole (THI) and 4-methylimidazole (4-MEI) in Belgium”. *Food Chemistry*. Volume 255, 30 July 2018, Pages 372-379.
- Liying Wang, Beibei Ren, Yinping Liu, Yang Lu, Fengqi Chang, Lixin Yang. “2-Acetyl-4-tetrahydroxybutylimidazole and 4-methylimidazole in caramel colors, vinegar and beverages in China”. *Food Additives and Contaminants: Part B*. Surveillance. 8(3). April 2015.

## 沒有奶的奶茶

- 檸檬酸鉀，參考中文維基百科。
- 磷酸氫二鉀，參考中文維基百科。
- Ansley Hill, RD, LD. “What Is Sodium Caseinate? Everything You Need to Know”. Healthline. June 24, 2020.
- Betty C. A. M. van Esch, Marjan Gros-van Hest, Hans Westerbeek, Johan Garssen. “Sensitizing capacity and allergenicity of enzymatically cross-linked sodium caseinate in comparison to sodium caseinate in a mouse model for cow’s milk allergy”. *Toxicology Letters*. Volume 218, Issue 1, 27 March 2013, Pages 50-55.
- 棕櫚油，參考中文維基百科。
- 油棕，參考中文維基百科。
- Elaeis guineensis，參考英文維基百科。
- 棕櫚油，參考中文維基百科。
- Palm oil，參考英文維基百科。
- 已滅絕動物列表（近現代），參考中文維基百科。
- “8 Endangered Animals in Malaysia”. Lokalocal. Dec 18, 2017.

- Kenneth Yeung. “Top 10 Endangered Indonesian Species”. *Indonesia Expat*. May 22, 2018.
- Rebecca Wright, Ivan Watson, Tom Booth, Masrur Jamaluddin. “Borneo is burning: How the world’s demand for palm oil is driving deforestation in Indonesia”. *CNN*. Nov, 2019.
- Joe Fassler. “Giving Up Palm Oil Might Actually Be Bad for the Environment”. *Smithsonian*. March 2016.
- Roundtable on Sustainable Palm Oil，參考英文維基百科。
- “The Other Oil Problem.” *Scientific American*, vol. 307, no. 6, 2012, pp.10-11.
- 查無作者。“Why Our Forests Are Burning”. Rainforest Alliance. August 16, 2021.
- 查無作者。“8 Things to Know about Palm Oil”. WWF.
- Roberto Cazzolla Gatti, Jingjing Liang, Alena Velichevskaya, Mo Zhou. “Sustainable palm oil may not be so sustainable”. *Science of The Total Environment.* Volume 652, 20 February 2019, Pages 48-51.
- 國民健康署，〈肥胖是慢性疾病！調整飲食及運動生活是最佳處方！〉，衛生福利部國民健康署新聞稿，二〇一八年七月四日。
- Maria Padial-Jaudenes, Esther Castanys-Munoz, Maria Ramirez, John Lasekan. “Physiological Impact of Palm Olein or Palm Oil in Infant Formulas: A Review of Clinical Evidence”. *Nutrients*. Volume 12, Issue 12. 2020. 3676.
- Lorenza Di Genova, Laura Cerquiglini, Laura Penta, Anna Biscarini, Susanna Esposito. “Pediatric Age Palm Oil Consumption”. *International Journal of Environmental Research and Public Health*. Volume 15, Issue 4, 2018. 651.
- T K Ng, K Hassan, J B Lim, M S Lye, R Ishak. “Nonhypercholesterolemic effects of a palm-oil diet in Malaysian volunteers”. *The American Journal of Clinical Nutrition*, Volume 53, Issue 4, April 1991, Pages 1015S-1020S.
- Marcus R Keogh-Brown, Henning Tarp Jensen, Sanjay Basu, Wichai Aekplakorn, Soledad Cuevas, Alan D Dangour, Shabbir H Gheewala, Rosemary Green, Edward Jm Joy, Nipa Rojroongwasinkul, Nalitra Thaiprasert, Bhavani Shankar, Richard D Smith. “Evidence on the magnitude of the economic, health and population effects of palm cooking oil consumption: an integrated modelling approach with Thailand as a case study”. *Population Health Metrics*. 2019 Aug 16; 17(1): 12.
- Franca Marangoni, Claudio Galli, Andrea Ghiselli, Giovanni Lercker, Carlo La Vecchia, Claudio Maffeis, Carlo

Agostoni, Donatella Ballardini, Ovidio Brignoli, Pompilio Faggiano, Rosalba Giacco, Claudio Macca, Paolo Magni, Giuseppe Marelli, Walter Marrocco, Vito Leonardo Miniello, Gian Francesco Mureddu, Nicoletta Pellegrini, Roberto Stella, Ersilia Troiano, Elvira Verduci, Roberto Volpe & Andrea Poli. "Palm oil and human health. Meeting report of NFI: Nutrition Foundation of Italy symposium". *International Journal of Food Sciences and Nutrition*. Volume 68, 2017 - Issue 6. Pages 643-655.

- A S H Ong, S H Goh. "Palm Oil: A Healthful and Cost-Effective Dietary Component". *Food and Nutrition Bulletin*. January 1, 2002. Volume 23. Issue 1, Pages 11-22.
- Monde Aké Absalome, Cisse-Camara Massara, Ake Aké Alexandre, Koffi Gervais, Gauze Gnagne-Agnero Chantal, Djohan Ferdinand, Abodo Jacko Rhedoor, Iklo Coulibaly, Tiahou G. George, Thomasset Brigitte, Morena Marion, Cristol Jean-Paul. "Biochemical properties, nutritional values, health benefits and sustainability of palm oil". *Biochimie*. Volume 178, November 2020, Pages 81-95.
- Jenifer Clapp, Christine J. Curtis, Ann E. Middleton, Gail P. Goldstein. "Prevalence of Partially Hydrogenated Oils in US Packaged Foods, 2012". *Preventing Chronic Disease*. 2014; 11: E145.
- 乙型轉化生長因子（TGF-β），參考中文維基百科。
- Chun-Lin Chen, Laura H. Tetri, Brent A. Neuschwander-Tetri, Shuan Shian Huang, Jung San Huang. "A mechanism by which dietary trans fats cause atherosclerosis". *The Journal of Nutritional Biochemistry*. Volume 22, Issue 7, July 2011, Pages 649-655.
- 白血球介素-8，參考中文維基百科。
- C反應蛋白，參考中文維基百科。
- Kim-Tiu Teng, Phooi-Tee Voon, Hwee-Ming Cheng, Kalanithi Nesaretnam. "Effects of Partially Hydrogenated, Semi-Saturated, and High Oleate Vegetable Oils on Inflammatory Markers and Lipids". *Lipids*. Volume 45, Issue 5. May 2010. Pages 385-392.
- 宛家禾，〈食品禁用不完全氫化油，可以怎麼取代？〉，康健，二〇一六年五月九日。
- Muhammad Imran, Muhammad Nadeem. "Triacylglycerol composition, physico-chemical characteristics and

oxidative stability of interesterified canola oil and fully hydrogenated cottonseed oil blends". *Lipids in Health and Disease.* 29 October 2015.

**K 歪是你的好朋友，也是個好殺手**


- 季大仁，〈用漂白水消毒是否正確？農委會與食藥署標準不同〉，台灣好新聞，二〇二〇年十月十八日。
- 7. CARRAGEENAN https://www.fao.org/3/y4765e/y4765e0a.htm
- A guide to the seaweed industry https://www.fao.org/3/y4765e/y4765e00.htm#Contents
- Lulu Fahoum, Alice Moscovici, Shlomit David, Ron Shaoul, Geila Rozen, Esther G. Meyron-Holtz, Uri Lesmes. "Digestive fate of dietary carrageenan: Evidence of interference with digestive proteolysis and disruption of gut epithelial function". *Molecular Nutrition food Research.* Volume 61, Issue 3. March 2017. 1600545.
- Shlomit David, Aleksandra Wojciechowska, Reto Portmann, Avi Shpigelman, Uri Lesmes. "The impact of food-grade carrageenans and consumer age on the in vitro proteolysis of whey proteins". *Food Research International.* Volume 130, April 2020, 108964.
- 郭琇真，〈鹿角菜膠恐傷害腸胃　美國NOSB決議禁用於有機食品〉，上下游新聞，二〇一六年十二月二十三日。
- Hep G2，參考英文維基百科。
- Caco-2 細胞，參考中文維基百科。
- Fa2N-4 https://www.wikidata.org/wiki/Q54833201
- FHs 74 Int https://www.wikidata.org/wiki/Q54834900
- IC50，參考英文維基百科。
- Shahrul Hisham Zainal Ariffin, Wong Woan Yeen, Intan Zarina Zainol Abidin, Rohaya Megat Abdul Wahab, Zaidah Zainal Ariffin, Sahidan Senafi. "Cytotoxicity effect of degraded and undegraded kappa and iota carrageenan in human intestine and liver cell lines". *BMC Complementary and Alternative Medicine volume.* 17 December 2014.
- Anton S. Tkachenko, Yurii G. Kot, Valeriy A. Kapustnik, Valeriy V. Myasoedov, Nataliia I. Makieieva, Tetyana

O. Chumachenko, Anatolii I. Onishchenko, Yevgeniya M. Lukyanova & Oksana A. Nakonechna. "Semi-refined carrageenan promotes generation of reactive oxygen species in leukocytes of rats upon oral exposure but not in vitro". *Wiener Medizinische Wochenschrift*. 2021. Volume 171, Pages 68-78.

- Denys Pogozhykh, Yevgen Posokhov, Valeriy Myasoedov, Galina Gubina-Vakulyck, Tetyana Chumachenko, Oleksandr Knigavko, Hanna Polikarpova, Yuliia Kalashnyk-Vakulenko, Ketino Sharashydze, Oksana Nakonechna, Volodymyr Prokopyuk, Anatolii Onishchenko, Anton Tkachenko. "Experimental Evaluation of Food-Grade Semi-Refined Carrageenan Toxicity". *International Journal of Molecular Sciences*. 2021 Oct; 22(20): 11178.
- Anton Tkachenko MD, PhD, Yurii Kot PhD, Volodymyr Prokopyuk MD, PhD, Anatolii Onishchenko MD, PhD, Alla Bondareva PhD, Valeriy Kapustnik MD, PhD, DSc, Tetyana Chumachenko MD, PhD, DSc, Yevgen Perskiy PhD, DSc, Dmytro Butov MD, PhD, DSc & Oksana Nakonechna MD, PhD, DSc. "Food additive E407a stimulates eryptosis in a dose-dependent manner". *Wiener Medizinische Wochenschrift*. 12 August 2021.
- J. Watt, R. Marcus. "Carrageenan-induced ulceration of the large intestine in the guinea pig". *Gut*. 1971 Feb; 12(2): 164-171.
- Wei Wu, Zhanghe Zhen, Tingting Niu, Xiaojuan Zhu, Yuli Gao, Jiangyan Yan, Yu Chen, Xiaojun Yan, Haimin Chen. "$\kappa$-Carrageenan Enhances Lipopolysaccharide-Induced Interleukin-8 Secretion by Stimulating the Bcl10-NF-$\kappa$B Pathway in HT-29 Cells and Aggravates C. freundii-Induced Inflammation in Mice". *Mediators of Inflammation*. 2017.
- A. A. Al-Suhail, P. E. Reid, C. F. A. Culling, W. L. Dunn, M. G. Clay. "Studies of the degraded carrageenan-induced colitis of rabbits. I. Changes in the epithelial glycoproteinO-acylated sialic acids associated with ulceration". *The Histochemical Journal*. 1984. Volume 16, Pages 543-553.
- John Vincent Martino, Johan Van Limbergen, Leah E. Cahill. "The Role of Carrageenan and Carboxymethylcellulose in the Development of Intestinal Inflammation". *Frontiers in Pediatrics*. 2017; 5: 96.
- M. R. Anver, J. Cohen. "Animal model of human disease. Ulcerative colitis. Animal model: Ulcerative colitis induced in guinea pigs with degraded carrageenan". *The American Journal of Pathology*. 1976 Aug; 84(2): 431-434.

- M Sharratt, P Grasso, F Carpanini, S D Gangolli. “Carrageenen ulceration and ulcerative colitis”. *The Journal of Pathology*. 1971 Feb; 103(2): P18-19.
- Eduardas Cicinskas, Maria A. Begun, Valeria V. Vikhareva, Yuri A. Karetin, Aleksandra A. Kalitnik. “Immunological effects of Chondrus armatus carrageenans and their low molecular weight degradation products”. *Journal of Biomedical Materials Research*. Volume 109, Issue 7. July 2021. Pages 1136-1146.
- I.Capron, M.Yvon, G.Muller. “In-vitro gastric stability of carrageenan”. *Food Hydrocolloids*. Volume 10, Issue 2, April 1996, Pages 239-244.

CARE 066

# 正當冰淇淋：進擊吧，真材實料的味覺教育！揭露成分表的祕密，遠離添加物！


作　　者—李孟龍（怪酥酥）
責任編輯—陳詠瑜
行銷企畫—林欣梅
校　　對—聞若婷
封面設計—蔡幸君
內頁設計—張靜怡

編輯總監—蘇清霖
董 事 長—趙政岷
出 版 者—時報文化出版企業股份有限公司
一〇八〇一九臺北市和平西路三段二四〇號三樓
發行專線—（〇二）二三〇六—六八四二
讀者服務專線—〇八〇〇—二三一—七〇五
（〇二）二三〇四—七一〇三
讀者服務傳真—（〇二）二三〇四—六八五八
郵撥—一九三四四七二四時報文化出版公司
信箱—一〇八九九臺北華江橋郵局第九九信箱

時報悅讀網—http://www.readingtimes.com.tw
電子郵件信箱—newstudy@readingtimes.com.tw
時報出版愛讀者粉絲團—https://www.facebook.com/readingtimes.2
法律顧問—理律法律事務所　陳長文律師、李念祖律師
印　　刷—勁達印刷有限公司
初版一刷—二〇二二年四月二十九日
定　　價—新臺幣三六〇元
（缺頁或破損的書，請寄回更換）

時報文化出版公司成立於一九七五年，
一九九九年股票上櫃公開發行，二〇〇八年脫離中時集團非屬旺中，
以「尊重智慧與創意的文化事業」為信念。

正當冰淇淋：進擊吧，真材實料的味覺教育！揭露成分表的祕密，遠離添加物！／李孟龍（怪酥酥）著. -- 初版. -- 臺北市：時報文化出版企業股份有限公司, 2022.05
320 面；14.8×21 公分. --（Care；66）
ISBN 978-626-335-132-5（平裝）

1. CST：食品衛生　2. CST：健康飲食
3. CST：食品添加物

411.3　　111002676

ISBN 978-626-335-132-5
Printed in Taiwan